华西医生

解码食管癌

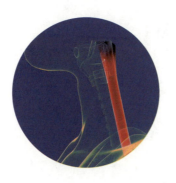

袁　勇　陈龙奇

主编

四川科学技术出版社

·成都·

图书在版编目（CIP）数据

华西医生解码食管癌 / 袁勇，陈龙奇主编. -- 成都：
四川科学技术出版社，2025. 5. -- ISBN 978-7-5727
-1763-5

Ⅰ . R735.1

中国国家版本馆CIP数据核字第20254D74H1号

华西医生解码食管癌
HUAXI YISHENG JIEMA SHIGUAN'AI

袁勇　陈龙奇◎主编

出 品 人	程佳月
策划组稿	肖　伊
责任编辑	李　栎
助理编辑	王天芳
校　　对	尹澜欣　陈金润
责任印制	欧晓春
封面设计	木余设计
出版发行	四川科学技术出版社

成都市锦江区三色路238号 邮政编码 610023

官方微信公众号：sckjcbs

传真：028-86361756

制　　作	成都华桐美术设计有限公司
印　　刷	成都市金雅迪彩色印刷有限公司
成品尺寸	170mm × 240mm
印　　张	10.75
字　　数	215千
版　　次	2025年5月第1版
印　　次	2025年6月第1次印刷
定　　价	49.00元

ISBN 978-7-5727-1763-5

邮　　购：成都市锦江区三色路238号新华之星A座25层　邮政编码：610023

电　　话：028-86361770

本书编委会

主　编

袁　勇　　陈龙奇

编　委

杨　梅　　杨玉赏　　胡伟鹏

张含露　　尚启新　　戢艳丽

周建丰　　张凌雲　　顾一敏

朱纬韬　　张浩文　　肖　鑫

刘宜鑫

主编简介

袁勇，教授，主任医师，博士研究生导师，四川大学华西医院胸外科党总支书记兼副主任，教育部国家重要人才计划"青年长江学者"、四川省学术和技术带头人。国际食管疾病学会（ISDE）会员、欧洲胸外科医师协会（ESTS）会员、国际食管疾病学会中国分会（CSDE）理事及青年委员会副主任委员、中国抗癌协会整合食管癌委员会委员、四川省国际医学交流促进会食管疾病专业委员会主任委员、四川省抗癌协会食管癌专业委员会副主任委员。《中华消化外科杂志》《中国循证医学杂志》《华西医学》《中华胃肠外科杂志》《四川大学学报（医学版）》青年编委。长期致力于食管癌的微创治疗与科普推广，主持国家及省级科研课题多项。

陈龙奇，教授，主任医师，博士研究生导师，四川大学华西医院胸外科学科主任、胸部疾病中心副主任，四川省学术和技术带头人，蒙特利尔大学博士、麦吉尔（McGill）大学博士后。国际食管疾病学会执行委员、国际食管疾病学会中国分会执行主任、英国皇家外科学院院士、中国抗癌协会食管癌专业委员会常务委员、中国医师协会胸外科医师分会常务委员、四川省抗癌协会食管癌专业委员会主任委员。参与第7版、第8版食管癌国际TNM分期标准的制定，主持国家及省级科研课题10余项，发表论文300余篇，其中SCI论文150余篇，主（参）编专著30余部。

前言

　　本书围绕食管癌的基本知识、早期筛查、诊断、治疗、围手术期护理及康复与随访等方面，全面介绍食管癌的相关知识，旨在帮助大众识别食管癌的早期症状、了解科学的筛查方法、正确认识诊断流程、掌握有效的治疗手段、了解围手术期相关护理方法，以及明确康复阶段的注意事项。书中内容涵盖从饮食习惯、生活方式调整等方面的预防措施，到现代医学技术在早期筛查中的应用；从各种诊断工具和方法的解析，到手术治疗、放射治疗（简称放疗）、化学治疗（简称化疗）等治疗手段的详细介绍，以及康复期间的营养指导、心理支持和生活管理。通过通俗易懂的语言和翔实的内容，读者可以轻松理解、学习并应用这些知识，做到科学防癌、理性应对，不再对食管癌盲目恐慌。无论是食管癌患者及其家属还是其他人，都能从中受益，获得实用的信息和帮助，从而提升对食管癌的认知水平，增强抗癌信心。

编者
2025年3月

目
录

第一章 食管癌的基本知识

一、食管的解剖与功能 ………………………………………… 002
（一）食管的位置及构成 ……………………………………… 002
（二）食管的分段与生理功能 ………………………………… 003
二、食管癌的基本概念 ………………………………………… 005
三、食管癌的演变过程 ………………………………………… 006
四、食管癌的病理特征 ………………………………………… 006
（一）食管癌的大体病理 ……………………………………… 007
（二）食管癌的组织病理 ……………………………………… 009
五、食管癌的流行病学 ………………………………………… 012
（一）食管癌的高发地区 ……………………………………… 012
（二）食管癌的高发人群 ……………………………………… 014
六、影响食管癌发病的因素 …………………………………… 015
（一）不良生活习惯 …………………………………………… 015
（二）化学因素 ………………………………………………… 018
（三）生物因素 ………………………………………………… 019
（四）遗传因素 ………………………………………………… 020

七、我国食管癌治疗的现状与趋势 ························· 022

第二章　食管癌的早期筛查

一、食管癌早期筛查的重要性 ························· 027
二、早期筛查的手段及方法 ························· 029
（一）影像学检查 ························· 029
（二）内镜检查 ························· 030
（三）细胞学与分子生物学检查 ························· 031
三、食管癌的预警信号 ························· 034
（一）早期症状及体征 ························· 034
（二）高风险人群的识别 ························· 037

第三章　食管癌的诊断

一、临床表现 ························· 042
（一）典型症状与体征 ························· 042
（二）其他症状 ························· 043
二、辅助检查 ························· 044
（一）影像学检查 ························· 044
（二）胃镜检查 ························· 052
（三）生物标志物的应用 ························· 057
三、病理诊断 ························· 057

（一）食管癌的病理类型 ……………………………………… 057

（二）食管癌的分化程度 ……………………………………… 058

四、分期及其意义 ……………………………………………… 058

（一）肿瘤的评估 ……………………………………………… 059

（二）临床分期 ………………………………………………… 061

（三）病理分期 ………………………………………………… 062

（四）TNM分期 ……………………………………………… 064

第四章　食管癌的治疗

一、综合治疗理念 ……………………………………………… 068

（一）食管癌治疗中的"超级英雄联盟"——MDT团队 …… 068

（二）MDT在食管癌治疗中的五大重要性 ………………… 069

二、手术治疗 …………………………………………………… 070

（一）手术指征 ………………………………………………… 070

（二）手术步骤 ………………………………………………… 071

（三）手术方式 ………………………………………………… 074

三、放疗 ………………………………………………………… 083

（一）食管癌传统放疗 ………………………………………… 083

（二）食管癌精准放疗 ………………………………………… 085

（三）食管癌放疗的应用 ……………………………………… 087

（四）食管癌传统放疗与精准放疗的选择 …………………… 088

（五）食管癌放疗的副作用管理 ……………………………… 089

四、化疗 ………………………………………………………… 090

（一）化疗药物及方案⋯⋯⋯⋯⋯⋯⋯⋯⋯⋯⋯⋯⋯090

（二）化疗注意事项⋯⋯⋯⋯⋯⋯⋯⋯⋯⋯⋯⋯⋯092

五、内镜治疗⋯⋯⋯⋯⋯⋯⋯⋯⋯⋯⋯⋯⋯⋯⋯⋯094

（一）治疗方法⋯⋯⋯⋯⋯⋯⋯⋯⋯⋯⋯⋯⋯⋯⋯094

（二）术前评估⋯⋯⋯⋯⋯⋯⋯⋯⋯⋯⋯⋯⋯⋯⋯099

六、中西医结合治疗⋯⋯⋯⋯⋯⋯⋯⋯⋯⋯⋯⋯⋯101

（一）中医治疗的独特性⋯⋯⋯⋯⋯⋯⋯⋯⋯⋯⋯101

（二）中医治疗联合放化疗⋯⋯⋯⋯⋯⋯⋯⋯⋯⋯101

（三）晚期食管癌的中医治疗方案⋯⋯⋯⋯⋯⋯⋯102

七、姑息治疗⋯⋯⋯⋯⋯⋯⋯⋯⋯⋯⋯⋯⋯⋯⋯102

第五章 食管癌围手术期的管理

一、术前准备⋯⋯⋯⋯⋯⋯⋯⋯⋯⋯⋯⋯⋯⋯⋯⋯106

（一）心理干预⋯⋯⋯⋯⋯⋯⋯⋯⋯⋯⋯⋯⋯⋯⋯106

（二）呼吸道准备⋯⋯⋯⋯⋯⋯⋯⋯⋯⋯⋯⋯⋯⋯109

（三）胃肠道准备⋯⋯⋯⋯⋯⋯⋯⋯⋯⋯⋯⋯⋯⋯109

（四）术前风险评估⋯⋯⋯⋯⋯⋯⋯⋯⋯⋯⋯⋯⋯110

二、术后管理⋯⋯⋯⋯⋯⋯⋯⋯⋯⋯⋯⋯⋯⋯⋯⋯114

（一）生命体征的监测和异常的处理⋯⋯⋯⋯⋯⋯114

（二）术后静脉血栓的评估与风险管理⋯⋯⋯⋯⋯114

（三）压力性损伤管理⋯⋯⋯⋯⋯⋯⋯⋯⋯⋯⋯⋯116

（四）跌倒风险管理⋯⋯⋯⋯⋯⋯⋯⋯⋯⋯⋯⋯⋯116

（五）营养管理⋯⋯⋯⋯⋯⋯⋯⋯⋯⋯⋯⋯⋯⋯⋯117

（六）纤维支气管镜吸痰管理 ························· 119

（七）胸腔闭式引流管管理 ··························· 121

（八）出入量管理 ··································· 123

（九）术后疼痛管理 ································· 124

（十）呼吸训练及肢体功能锻炼管理 ··············· 126

三、出院宣教 ······································· 127

（一）活动指导 ····································· 127

（二）饮食与生活指导 ······························· 128

（三）切口指导 ····································· 129

（四）药物指导 ····································· 130

（五）后续治疗指导 ································· 130

第六章　食管癌的康复与随访

一、食管癌围手术期加速康复 ······················· 132

（一）围手术期加速康复的重要性 ··················· 132

（二）围手术期加速康复的核心要素有哪些 ··········· 132

二、食管癌术后随访与监测 ························· 135

三、食管癌患者出院后症状管理 ····················· 137

（一）胃肠道相关症状管理 ························· 137

（二）其他症状管理 ······························· 139

（三）术后生活方式建议 ··························· 139

四、食管癌术后并发症的处理 ······················· 140

（一）吻合口瘘 ····································· 140

（二）食管气管瘘 ……………………………………… 143

（三）吻合口狭窄 ……………………………………… 145

（四）喉返神经麻痹 …………………………………… 146

五、食管癌术后复发的处理 ………………………… 147

（一）局部吻合口复发 ………………………………… 148

（二）区域淋巴结复发 ………………………………… 149

（三）远处转移 ………………………………………… 150

第七章　常见问题解答

问题一　何为随访？随访的意义？ …………………… 154

问题二　食管癌术后还需要继续治疗吗？ …………… 155

问题三　食管癌患者术后饮食应该注意什么？ ……… 155

问题四　食管癌患者术后常见的症状有哪些？ ……… 156

问题五　食管癌患者出现声音嘶哑是何原因？ ……… 157

问题六　食管癌患者术后发现淋巴结转移或肿瘤已进展到晚期如

何处理？ ……………………………………… 157

问题七　食管癌患者的疼痛该如何处理？ …………… 158

问题八　食管癌患者术后发现进食哽噎怎么办？ …… 159

问题九　食管癌手术有几个切口？ …………………… 159

问题十　为什么用胃代食管？ ………………………… 160

问题十一　能不能用其他器官代食管？ ……………… 160

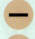

第一章

食管癌的基本知识

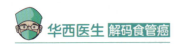

一、食管的解剖与功能

（一）食管的位置及构成

1.食管的位置

食管是一个柔软的管道，将食物从口腔运送到胃部。它主要位于胸部，从喉部起始，穿过胸腔，进入腹部与胃相连。成人的食管长度约为25厘米。由于它靠近气管、心脏和脊柱等重要器官，所以医生在进行食管癌手术等操作时，必须非常小心，避免损伤这些器官。

2.食管的构成

打个比方，食管就像是一条多层的"隧道"，每一层都有自己的重要职责。

（1）黏膜层。这是"隧道"的最内层，像是一层滑腻的"涂层"，负责分泌黏液，保护"隧道"不被粗糙的食物和强烈的胃酸侵蚀。健康的黏膜就像是"隧道"的保护层，确保运输顺畅；如果黏膜受损，可能会引发像隧道崩塌一样严重的问题。

（2）黏膜下层。这层就像"隧道"的"支撑系统"，里面有血管、淋巴管和神经，为隧道提供营养和血液。它还能感应食物经过的信号，调节"隧道"的工作状态，确保食物顺利通过。

（3）肌层。这层就像"隧道"的"推进器"，里面的环形肌和纵行肌协同工作，产生推动力，将食物向下送到胃里，确保运输顺畅。

（4）外膜。外膜，即最外层，像是"隧道"的"保护外壳"，将食管与周围的结构紧密连接，让食管在吞咽时能够灵活移动而不受其他物体的干扰。

（二）食管的分段与生理功能

1.食管的分段

从解剖学上讲，食管通常被分为颈段、胸段和腹段三段，每个部分在消化过程中都有不同的功能。

（1）颈段食管。从第6颈椎处开始，长度约5厘米。它在把食物从喉咙传送到胸腔中起关键作用。

（2）胸段食管。这是食管最长的部分，长度约20厘米，通过强有力的肌肉收缩将食物顺利传送到下方的腹部食管。

（3）腹段食管。这是食管最短的部分，长度仅1~2厘米，它能将食物传递到胃。

食管下端近贲门处有一长3~5厘米的高压区，能阻止胃内容物反流入食管，如果该部分功能出现问题，可能导致严重的疾病如巴雷特（Barrett）食管。

此外，食管还有三处狭窄。

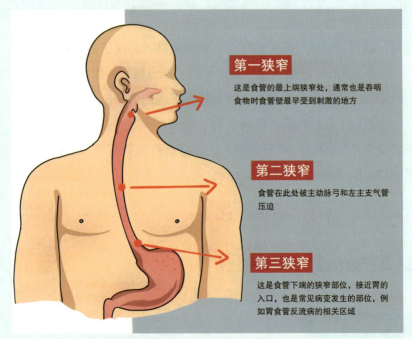

第一狭窄
这是食管的最上端狭窄处，通常也是吞咽食物时食管壁最早受到刺激的地方

第二狭窄
食管在此处被主动脉弓和左主支气管压迫

第三狭窄
这是食管下端的狭窄部位，接近胃的入口，也是常见病变发生的部位，例如胃食管反流病的相关区域

食管的三处狭窄图解

2.食管的生理功能

食管的主要功能是将食物和液体从口腔输送到胃部，这个过程由一系列复杂的神经肌肉反射共同完成。

（1）吞咽反射。吞咽的过程可以分为口腔期、咽期和食管期。在口腔期，食物经过咀嚼和被唾液湿润后被舌头推入咽部；在咽期，食物迅速通过咽喉，进入食管，这一过程由神经调控，确保食物不会误入气管；在食管期，食物通过肌层的蠕动而进入胃部。

（2）蠕动。食管的蠕动是指环形肌和纵行肌的有序收缩。食管通过蠕动推动食物通过。蠕动的频率和强度受到自主神经系统的控制，食物一般在10秒内通过食管。如果蠕动受损，例如发生某些疾病（如贲门失弛缓症），患者可能会感到吞咽困难或食物滞留在食管内。

（3）防止胃内容物反流。食管下括约肌在食物通过后会自动收缩，防止胃内容物反流到食管中。这个机制对于保护食管黏膜免受胃酸的侵蚀非常重要。想象一下，食管下括约肌就像是一个"智能门卫"，负责守护食管和胃之间的"门"。当你吃东西时，这个"门卫"会自动把门打开，允许食物顺利通过，但在食物通过后，它会立即把"门"关上，防止任何胃内容物（比如胃酸）反流到食管。这个"门卫"的工作非常重要，因为如果它的功能出现问题，"门"没有关好，胃酸就会反流回食管侵蚀食管内壁。这样一来，食管黏膜就可能受到损伤，导致炎症、溃疡，甚至增加癌变的风险。因此，保持这个"门卫"的正常工作状态对于保护食管的健康至关重要。

二、食管癌的基本概念

食管癌，是一种起源于食管上皮组织的恶性肿瘤。其发生过程涉及食管上皮细胞在基因层面上的一系列异常变化，这些变化导致细胞无限制增殖和分化失常，使得食管上皮细胞从正常状态转变为具有侵袭性和转移能力的癌细胞，进而导致食管癌的发生发展。具体而言，食管癌的发生发展通常包括以下几个关键步骤。首先是基因突变，如抑癌基因（如 $TP53$）的失活和原癌基因（如 $EGFR$）的激活，使得细胞失去正常的生长控制机制。其次，受基因突变影响的细胞开始不受控制地增殖，形成肿瘤团块。最后，恶性细胞突破基底膜，侵入周围组织，并可能通过淋巴系统或血液系统扩散至身体其他部位，形成转移灶，即出现侵袭与转移。

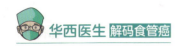

三、 食管癌的演变过程

恶性肿瘤就是正常体细胞随着基因突变的积累而开始无序增殖，并具备侵袭周围组织和转移到身体其他部位的能力，食管癌作为恶性肿瘤的一种，亦遵循这个过程。这就像在一个和谐有序的社区中，部分"居民"由于自身原因决定叛变，不再遵守社区的规则，开始肆意扩张地盘和破坏规则，逐渐占据更多的社区空间并形成一个不受社区管控的区域。

这些"叛变者"不仅在数量上迅速增加，还开始侵占社区的资源和空间，影响其他"居民"的正常生活。这类似于癌细胞突破基底膜，侵袭邻近的健康组织，甚至通过淋巴系统或血液系统扩散到身体其他部位，形成转移灶。食管癌细胞的侵袭和转移会进一步破坏食管的正常结构和功能，严重威胁患者的健康。

在这一过程中，抑癌基因的失活和原癌基因的激活不仅使得癌细胞能够逃避正常的生长控制，还赋予了癌细胞更强的侵袭和转移能力。这些癌细胞不断扩散和侵袭，类似于社区中"叛变者"不断扩大侵占范围，最终导致整个社区的功能失调和崩溃。

四、 食管癌的病理特征

食管癌是常见的消化道恶性肿瘤，主要由鳞状上皮或腺上皮的异常增生发展而来。其形成是多因素参与、鳞状上皮或腺上皮异常增生导致的多阶段、进行性演变过程。食管上皮的异型增生是食管癌发生的基础，表现为基底细胞的过度增生、中重度异型增生和原位癌（carcinoma in situ）。目前，这些病变被归为"食管上皮内肿瘤"，被视为食管癌的癌前病变。

我国食管鳞状细胞癌（squamous cell carcinoma，SCC，中文简称鳞癌）占食管癌的90%以上，其发展通常遵循一个多阶段的演变模式，包括：正常黏膜→黏膜上皮单纯性增生→低级别上皮内瘤变（轻中度异型增生）→高级别上皮内瘤变（重度异型增生/原位癌）→浸润性鳞癌。单纯性增生阶段黏膜增厚，但细胞异型性不明显；轻度异型增生时，异型细胞占据黏膜下的1/3；中度异型增生时，异型细胞扩展至2/3黏膜；重度异型增生时，异型细胞波及黏膜的2/3以上。原位癌则表现为黏膜全层均被异型细胞占据，但未侵犯基底膜。中重度异型增生及原位癌常被视为食管癌的癌前病变。

值得注意的是，不是所有的食管癌病例都有这一多阶段发展的过程，特别是轻度异型增生，往往可以通过阻断性治疗逆转，最终发展为浸润癌的情况较为罕见。

食管癌的大体病理

食管癌的病变通常经历从黏膜层的初期损害到深层组织的广泛侵袭的过程。根据癌变的进展情况，可分为早期和中晚期两个阶段，每个阶段的大体形态各具特点。

1.早期食管癌的大体病理

早期食管癌常指癌细胞局限于食管内壁的浅层，通常是黏膜层或黏膜下浅层。这时癌细胞尚未侵入食管的深层组织，因此大体形态上的变化较轻微，且症状往往不明显，容易被忽视。根据其大体形态的不同，早期食管癌主要有以下几种类型。

（1）斑块型。这是一种较常见的早期食管癌形态。食管内壁的病变区域呈现为较小的斑块状，斑块可能略微凸起或保持平坦。病灶的颜色可能与周围正常黏膜有所不同，常表现为苍白或略带红色的区域。斑块型病变由于其较小的体积和轻微的形态改变，常难以通过常规检查发现，通常需要通过内镜放大或染色技术辅助检测。

（2）隆起型。该类型的病变表现为局部的轻度隆起，隆起区域的表面可能较为光滑或略显粗糙。隆起型早期食管癌通常较为局限，病变范围小，但随着病情发展，隆起可能会逐渐扩大并变得更加显著。

（3）凹陷型。病变表现为局部的浅表性溃疡或凹陷，凹陷的表面可能覆盖少量坏死组织或呈现轻度糜烂。虽然凹陷型病变较难通过肉眼直接察觉，但它可能提示癌细胞的早期浸润。这类病变周围的黏膜组织常伴有轻度炎症反应。

（4）乳头型。癌灶呈明显的结节状隆起，体积较小，多呈乳头状或蕈伞状，边缘与周围黏膜分界清楚。在部分病例中，隆起的小肿块表面可伴有轻度糜烂，并覆盖灰色纤维素性炎性渗出物。

2.中晚期食管癌的大体病理

中晚期食管癌是指原发肿瘤侵犯食管局部解剖结构，向深层组织扩展，甚至侵袭到食管外的组织和器官。这时，病变在形态上表现出更为显著和典型的特征，且常伴有明显的临床症状，如吞咽困难、疼痛、体重减轻等。根据其大体形态的不同，中晚期食管癌主要有以下几种类型。

（1）溃疡型。这是中晚期食管癌的一种常见形态，病变部位出现较深的溃疡，溃疡边缘不规则且隆起，表面覆盖有坏死组织或血凝块。溃疡底部常有坏死和炎症浸润，伴有局部的充血和肿胀。

（2）浸润型。癌细胞在这一形态下呈现弥漫性浸润，导致食管壁广泛增厚，病变区域变得僵硬。此类病变常导致食管狭窄，严重时可完全阻塞食管腔，造成严重的吞咽困难。

（3）蕈伞型。该类型的癌变表现为肿瘤向食管腔内突出，形成一个隆起的肿块，形状类似蕈伞或花椰菜，容易引起食管腔的狭窄或完全阻塞，严重影响食物通过，并容易引起出血等并发症。

（4）缩窄型。该型相对少见，大体形态表现为癌组织向食管壁层内弥漫浸润，向食管腔内突出不明显，且多累及病变处的食管全周径，致使病变区食管质地变硬且呈明显的节段性环形狭窄。

（二）　食管癌的组织病理

食管癌的组织学类型以鳞癌和腺癌（adenocarcinoma）为主，不同的癌细胞类型在其组织学特征、生物学行为及临床表现上各有差异。此外，罕见的癌种如小细胞癌（small cell carcinoma）、腺鳞癌（adenosquamous carcinoma）、类癌（carcinoid）和未分化癌（undifferentiated carcinoma）等也可能发生，虽然其发生率较低，但通常具有高度恶性。因此，针对不同组织学类型的食管癌，准确的病理诊断对于制订适当的治疗方案和预测患者的预后尤为重要。

1.鳞癌

鳞癌是食管癌的主要病理类型，尤其在亚洲、非洲等高发地区更为多见。鳞癌的发病与饮食习惯、吸烟、饮酒等因素密切相关。该类型癌症起源于食管内壁的鳞状上皮细胞，表现出独特的组织学特征。

在早期，鳞癌表现为鳞状上皮细胞的异常增生和异型性。肿瘤形成的初期，细胞的形态发生轻微变化，细胞核增大，核质比失调，染色质增多，核膜不规则。这些细胞尚未侵入黏膜下层或更深的层次，主要局限于表层的鳞状上皮组织。这一阶段的鳞癌常被称为原位癌，也就是仅局限于上皮层的癌症。

在中晚期，癌细胞的分化程度降低，表现出高度的异型性。癌细胞排列不规则，形成明显的癌巢，细胞核呈多形性，染色质深染，核分裂象增多。癌细胞侵入深层组织后，伴随显著的间质反应，癌巢周围常有纤维组织增生和炎症细胞浸润。此时，鳞癌的浸润性较强，常转移至邻近的淋巴结和远处器官。鳞癌在中晚期还可表现出不同的组织学分化程度。

2.腺癌

腺癌是食管癌的另一主要类型，主要发生在西方国家，尤其是在与胃食管反流病（gastroesophageal reflux disease，GERD）和Barrett食管相关的人群中较为常见。腺癌起源于柱状上皮细胞或食管下段的腺体组织。因长期胃酸反流导致的慢性刺激，食管下段的鳞状上皮会发生柱状上皮化生，形成Barrett食管，这种化生组织为腺癌的发生提供了条件。

早期腺癌的病变主要局限于黏膜层或黏膜下层，表现为腺上皮的异型增生。癌变的腺细胞排列紊乱，腺体结构异常，细胞核增大且核质比失调。此时的腺癌通常局限于浅层，并未扩展到深层，因此，若能在此阶段进行早期诊断和治疗，治疗效果相对较好。

在中晚期，腺癌侵袭性增强，癌细胞侵入食管壁的深层，导致明显的腺体破坏和癌组织的扩散。腺癌的细胞形态呈柱状或立方状，细胞核呈多形性，染色质增多，核分裂象增多。癌细胞排列紊乱，呈现腺管样或腺泡样结构，或形成固体团块。

3.其他病理类型

以下罕见癌种病理特点独特，治疗和预后也各有不同。

（1）小细胞癌。小细胞癌是一种高度恶性的神经内分泌肿瘤，在食管癌中较为罕见，但其生长迅速，具有高度转移倾向。小细胞癌的组织学特征为细胞体积较小，细胞质稀少，细胞核呈圆形或卵圆形，染色质浓密，核分裂象多见，细胞之间常排列致密。小细胞癌对化疗敏感，但其恶性程度高，预后通常较差。

（2）腺鳞癌。腺鳞癌同时具备腺癌和鳞癌的组织学特征。这类癌症的病变区域既有鳞状上皮的异常增生，也有腺体组织的异型增生。腺鳞癌较为少见，但其生物学行为常表现出较高的侵袭性，治疗难度较大。

（3）类癌。类癌是一种神经内分泌肿瘤，在食管癌中极为罕见。类癌的组织学特征包括均匀一致的小细胞团块，细胞形态规则，核质比高，染色质呈"盐和胡椒样"分布。类癌通常进展缓慢，但在某些情况下也可能表现出高度侵袭性。

（4）未分化癌。未分化癌指的是那些没有特定分化特征的癌症，癌细胞在显微镜下看起来完全异型化，无法归类为鳞癌、腺癌或其他类型。未分化癌具有高度的侵袭性和转移性，预后极差。

五、食管癌的流行病学

（一）食管癌的高发地区

　　根据2022年GLOBOCAN报告*，食管癌是全球第11位最常见的恶性肿瘤和第7位癌症相关死亡原因。2022年，全球新增食管癌病例约51.07万例，死亡病例约44.51万例。食管癌的五年生存率普遍低于20%，这与其早期症状隐匿、诊断时多已进入中晚期密切相关。在全球范围内，食管癌的发病率和死亡率呈现高度不均的分布，主要集中于特定的高发地区。以下我们将结合全球和我国食管癌的流行病学数据，详细探讨食管癌的地区分布及人群分布情况。

1.全球食管癌的高发地区分布

　　在全球范围内，食管癌的发病率主要集中在所谓的"食管癌高发带"。该带横跨东非、南亚和东亚，涵盖多个国家和地区。这些国家和地区的共同特点是饮食、生活习惯及社会经济条件存在一定的相似性。

　　（1）亚洲。食管癌在亚洲的发病率最高，占全球食管癌新发病例的70%以上。我国、韩国和日本是亚洲食管癌发病较为集中的国家。

　　（2）非洲。非洲东部和南部地区如肯尼亚、坦桑尼亚和马拉维的发病率较高。东非的食管癌平均发病率可达到30/10万，而马拉维的某些地区发病率甚至接近50/10万。这些地区居民的饮食结构单一、社会经济条件较差，导致其长期暴露于高风险环境中。

　　★ GLOBOCAN报告是指由国际癌症研究机构（IARC）发布的全球癌症统计数据报告。

相比之下，欧洲和北美的食管癌发病率较低。西欧国家（如英国、法国、德国）的食管癌发病率为（4~8）/10万，而北美地区的发病率为（5~6）/10万。然而，欧美国家食管腺癌的发病率呈上升趋势，尤其在白人男性中，肥胖和胃食管反流病是主要的风险因素。值得注意的是，在美国，腺癌约占所有食管癌病例的70%。

2.我国食管癌的高发地区分布

我国是全球食管癌发病率较高的国家之一，食管癌在我国的发病率和死亡率均居恶性肿瘤的前列，且呈现明显的地区差异。食管癌高发地区一般位于水源缺乏、土地贫瘠、物产匮乏、饮食缺乏营养的地区。

（1）华北、华中地区。我国的食管癌高发地区主要集中在华北和华中地区的农村地带，涵盖河南、河北、山西、甘肃和宁夏等省（自治区）。例如，河南省林州市和河北省磁县是我国食管癌的高发地区，发病率为（150~200）/10万，显著高于全国平均水平［（10~15）/10万］。这些高发地区的共同特征是居民普遍缺乏健康的饮食习惯，如长期饮用烫开水或烫茶、食用腌制食品等。

（2）其他高发地区。除上述地区外，江苏省连云港市及四川、内蒙古的部分地区也是食管癌的高发地区。例如，江苏省连云港市的食管癌发病率为50/10万左右，四川部分地区的发病率也超过了全国平均水平。这些地区的居民饮食结构和生活方式，如饮用水污染、吸烟及酗酒等问题，可能是导致食管癌高发的重要原因。

（二） 食管癌的高发人群

1.食管癌人群的年龄分布

在全球范围内，食管癌的发病率随着年龄的增加显著升高。根据统计数据，全球大多数食管癌患者集中于50岁以上人群，60～70岁为高发年龄段。在我国，类似的趋势同样明显，60岁以上人群的发病率显著升高。研究显示，50岁以下人群的发病率较低，但在高发地区，部分患者的发病年龄开始提前，甚至有40岁左右的患者出现。2020年我国的数据显示，60～69岁年龄段的发病率为（120～140）/10万，而50～59岁年龄段的发病率则为60/10万左右。

2.食管癌人群的性别分布

在全球范围内，食管癌发病率男性显著高于女性，发病率的性别比为（2～4）：1。我国的情况类似，男性发病率约为女性发病率的3倍。2022年我国的统计数据显示，男性食管癌的发病率约为23/10万，而女性则约为8/10万。这一性别差异被认为与男性的生活习惯如吸烟、饮酒及暴露于高温食物等风险因素密切相关。

3. 食管癌的家族聚集性

家族聚集性是食管癌的显著特点，特别是在我国的高发地区。研究发现，在食管癌高发的农村地区，家族聚集性显著，甚至在一些家族中出现多代人罹患食管癌的情况。这提示遗传因素和共同的生活环境都可能是食管癌的促发因素。在我国食管癌高发地区，20%～30%的病例呈现家族聚集性，而在其他地区这一比例相对较低。

六、影响食管癌发病的因素

（一）不良生活习惯

1. 不良饮食习惯

研究表明，不健康的饮食习惯和营养摄入不均衡会影响癌症的发生，尤其是消化系统的癌症。通过对不同地区人群的饮食习惯和发病率进行对比分析，许多证据表明某些特定饮食模式与食管癌的发病率高度相关。

（1）长期摄入粗糙、质地坚硬的食物与烫食、烫饮。长期摄入粗糙、质地坚硬的食物会对食管黏膜造成机械性损伤。在消化过程中，这些食物会摩擦食管壁，导致食管黏膜的长期慢性损伤与炎症。在这种慢性炎症状态下，细胞会处于持续的修复过程中，增加DNA突变的风险，进而发生癌变。研究表明，在我国的一些食管癌高发地区，如河南省林州市等地，居民的饮食以粗粮为主，其食管癌的发病率显著高于其他饮食更加精细的地区。

烫食和烫饮则会导致食管黏膜的热灼伤，特别是经常食用高于65摄氏度的食物或饮品者，食管黏膜会出现微小的灼伤和慢性炎症。世界卫生组织（WHO）将高温饮品列为"可能致癌物"（2A类），该分类基于对烫饮习惯与食管癌的流行病学证据的研究。长期热损伤不仅会导致食管黏膜的物理性破坏，还会促使上皮细胞异型增生，进而发展为癌前病变。

（2）缺乏新鲜水果和蔬菜。富含抗氧化剂、维生素和膳食纤维的新鲜水果和蔬菜能够有效中和体内的自由基，保护细胞不受氧化应激的损害。在缺乏足够的新鲜水果和蔬菜的情况下，自由基会累积并破坏DNA，增加细胞癌变的概率。多个流行病学研究已证明，摄入丰富的新鲜水果和蔬菜能降低食管癌的发病率。例如，一项在河南省食管癌高发地区的研究发现，与食管癌低发地区居民相比，高发地区居民的新鲜水果和蔬菜摄入量明显较少。在这些高发地区，维生素C和维生素E等抗氧化剂的缺乏与较高的食管癌发病率直接相关。

（3）长期摄入霉变食物与发酵食品。霉变食物中含有的黄曲霉毒素是一类强致癌物，主要由黄曲霉和寄生曲霉产生。黄曲霉毒素能通过抑制细胞正常的DNA修复功能，直接损伤细胞的基因结构，导致癌症发生。在东南亚和非洲的一些高发地区，广泛存在黄曲霉毒素污染，黄曲霉毒素的致癌性已经得到充分证实。例如，福建省的一项研究发现，黄曲霉毒素的暴露显著增加了食管癌和肝癌的发病风险。

发酵食品在发酵过程中可能会生成亚硝胺类化合物。亚硝胺类化合物是已知的致癌物，特别是在食管癌的发病机制中起到了重要作用。研究显示，长期食用发酵食品，如酸菜、腌制蔬菜等，容易摄入过量的亚硝胺类化合物，增加食管癌的发病风险。一项针对我国和日本的研究发现，长期摄入含有高浓度亚硝胺类化合物的发酵食品的个体，其食管癌的发病率较其他人高出2~3倍。

2.其他不良生活习惯

除不良饮食习惯外，其他不良生活习惯如吸烟、嚼槟榔等与日常生活相关的行为对食管癌的发病有显著影响。

（1）吸烟。吸烟是全球公认的癌症危险因素，尤其是与食管鳞癌的发病密切相关。烟草烟雾中含有多种致癌物质，如多环芳烃、亚硝胺、苯并芘等，这些物质可以通过与食管黏膜的直接接触导致细胞DNA损伤，从而引发癌症。流行病学研究表明，患食管癌的风险吸烟者是非吸烟者的2～6倍，且吸烟时间越长、吸烟量越大，患癌风险越高。烟草中的尼古丁和一氧化碳还会损害食管的血液供应和修复能力，加速黏膜的病变。此外，被动吸烟也可能导致食管癌的发生，在一些食管癌高发地区，被动吸烟者的食管癌发病率显著上升。

（2）嚼槟榔。嚼槟榔在我国、东南亚和部分太平洋岛屿国家中非常普遍，特别是在我国台湾、海南，以及印度、巴基斯坦等地。槟榔含有多种已知的致癌物质，如槟榔碱、槟榔鞣质等，这些物质在咀嚼过程中会被释放并与食管黏膜接触，造成食管慢性刺激和损伤。研究显示，嚼槟榔者食管癌和口腔癌发病率显著高于不嚼槟榔者。一些流行病学数据表明，长期嚼槟榔者患食管癌的风险是非嚼槟榔者的3～6倍。

（3）酗酒。酒精*摄入不仅增加了食管黏膜的损伤，还通过抑制免疫系统的正常功能，使黏膜的修复能力下降。过量饮酒会进一步加剧这些效应，使致癌物质更容易进入黏膜组织，增加细胞突变和癌变的概率。全球范围内的研究都显示，饮酒与吸烟同时存在时，其致癌效应与单一危险因素具有协同作用，显著增加患食管癌的风险。一项大型流行病学研究显示，吸烟且饮酒者患食管癌的风险可能是非吸烟且非饮酒者的20倍。

★酒精：乙醇的俗称。

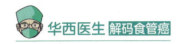

（二）　化学因素

化学致癌物质是引发食管癌的主要因素之一，尤其是在某些暴露环境中。以下几种化学物质与食管癌的发病率密切相关。

1.亚硝胺类化合物

亚硝胺类化合物是一类强致癌物，广泛存在于腌制、熏制和发酵食品中。这种化合物在人体内可以通过与DNA的共价结合，导致DNA损伤和突变，从而引发癌症。流行病学研究发现，食管癌高发地区的居民，亚硝胺类化合物的摄入量远高于低发地区居民。例如，在山西、甘肃等地，居民摄入腌制食品的频率与食管癌的高发病率高度相关。亚硝胺类化合物的致癌效应被广泛证明，在动物实验模型中，喂食亚硝胺类化合物的小鼠及其他动物高频率地出现食管和胃肠道癌症。

2.酒精与其他有机溶剂

酒精是重要的化学因素。虽然酒精本身并不直接致癌，但它会增加黏膜细胞对致癌物质的敏感性。长期饮酒者的食管癌发病率显著高于不饮酒者的食管癌发病率。例如，根据IARC的数据，饮酒者患食管癌的风险是非饮酒者的2~5倍。酒精的代谢产物乙醛被认为是致癌的关键物质，乙醛通过抑制DNA修复，诱发基因突变，导致细胞癌变。此外，酒精还会削弱食管黏膜屏障，增加其他致癌物质的吸收率。研究表明，酒精摄入与食管癌发病率呈高度相关的剂量反应关系——酒精摄入越多，酒精度数越高，罹患食管癌的风险越高。

此外，接触某些工业化学品如有机溶剂（如苯、甲苯等）可能会增加患食管癌的风险。一些职业暴露研究表明，长期暴露于某些有机溶剂的工人患食管癌的风险较高。这类化学物质能够通过皮肤吸收或经呼吸道进入体内，产生自由基或诱导DNA突变，进而引发癌症。

（三）　生物因素

生物因素，尤其是慢性感染与炎症，在一定程度上与食管癌的发病有关。

1.胃食管反流病

胃食管反流病被认为是食管腺癌的一个主要危险因素。长期胃酸反流会导致食管下段黏膜的反复损伤和修复，形成病变区域。在一些病例中，这种慢性损伤会引发Barrett食管。研究显示，有10%～15%的胃食管反流病患者会发展为Barrett食管，而Barrett食管患者患食管腺癌的风险比普通人群高出10～40倍。

2.幽门螺杆菌感染

幽门螺杆菌感染可能间接增加患食管癌的风险，尽管它与胃癌的关联性更为明确。

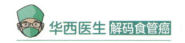

3.病毒感染

虽然关于病毒感染与食管癌的具体机制尚未完全明确，但某些病毒已被认为可能增加癌症的风险。例如，研究表明，食管鳞癌可能与人乳头瘤病毒（HPV）感染有关。HPV通过整合其DNA进入宿主细胞，干扰正常的细胞周期控制，导致癌前病变及其后的癌变。此外，在某些食管癌高发地区的研究中，也发现了HPV阳性率与食管癌发病率的相关性，提示HPV可能是一个潜在的致癌因素。

（四） 遗传因素

遗传因素在某些个体中发挥了重要作用。家族中有食管癌史的个体，其患病风险显著高于普通人群，提示遗传易感性在食管癌的发生中可能占有一席之地。

1.家族性食管癌

研究发现，在一些家族性食管癌的病例中，其成员间患癌的时间点和癌变类型具有相似性。这些家族中的个体可能带有特定的突变基因或易感基因，使得他们在面对相同环境暴露时更易发展为癌症。基因组研究已经在部分食管癌高发家族中发现了与癌症风险相关的突变基因。例如，在一些家族性食管癌患者中，研究人员发现了*TP53*、*P16*等抑癌基因的突变，导致这些基因无法正常发挥抑制癌细胞增殖的功能。

2.易感基因和基因多态性

食管癌的遗传易感性可能与多基因的协同作用有关。基因多态性，尤其是与致癌物代谢、DNA修复以及细胞增殖和凋亡相关的基因多态性，会影响个体对环境致癌物的反应。例如，一些研究发现，细胞色素P450（CYP450）酶系中的某些突变基因与亚硝胺类化合物的代谢能力下降相关，这些突变基因使得这些致癌物在体内累积，从而增加患癌风险。

此外，谷胱甘肽硫转移酶（GST）和5,10-亚甲基四氢叶酸还原酶（MTHFR）基因等与解毒和叶酸代谢相关的基因多态性也可能在癌症发生中起到重要作用。这些基因的突变会导致个体在暴露于相同的环境危险因素时表现出不同的易感性。一项针对我国北方人群的研究显示：患食管癌的风险，携带$GSTT_1$基因缺失突变的个体较其他人群高出约30%。

3.遗传性综合征

一些遗传性综合征与食管癌的发病相关，例如利-弗劳梅尼综合征（Li-Fraumeni综合征）和家族性腺瘤性息肉病（FAP），这些综合征中的个体携带已知的癌症易感突变基因，如TP53、APC突变基因等，这些基因突变会导致细胞的正常癌变防御机制失效，增加了多个器官包括食管的癌症发生风险。

尽管遗传因素在促进食管癌发生的因素中仅占较小比例，但其能显著影响个体的癌症风险，尤其是当其与环境暴露相互作用时，可能会加快癌变的进程。

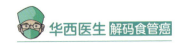

七、 我国食管癌治疗的现状与趋势

我国近年来在食管癌的治疗领域取得了显著进展，特别是在外科手术、放疗、化疗、靶向治疗及免疫治疗等方面的创新，为提高患者的生存率和生活质量作出了重要贡献。以下是我国在食管癌治疗中取得的相关进展。

1.外科手术技术的进步

目前，外科手术仍然是治疗食管癌的主要方式之一。近年来，我国在微创手术和精准手术方面取得了重要突破。微创食管切除术在国内已逐渐普及，减少了传统开胸手术所带来的创伤，显著降低了手术并发症发生率和缩短了术后恢复时间。此外，机器人辅助手术（如达·芬奇机器人手术系统）被越来越多地应用于食管癌切除，手术的精准性得到极大提高。通过三维视角和灵活的机械手臂，医生能够更精确地进行操作，尤其适用于复杂的手术环境。机器人辅助手术在减少术中出血、降低并发症发生率和加快患者术后恢复方面表现优异。

2.放疗技术的更新

放疗是食管癌综合治疗的重要组成部分。我国在精准放疗技术［如调强放疗（IMRT）和立体定向放疗（SBRT）］方面的应用和研究取得了进展。这些技术通过计算机精准定位肿瘤，能够更好地集中放射线照射肿瘤部位，减少对周围正常组织的损伤，降低放疗副作用。

近年来，质子和重离子放疗也在我国部分地区开始应用，这些放疗技术由于具有高度的精确性和对肿瘤的强效打击，特别适用于难以手术的晚期或复发性食管癌患者。其中，质子放疗具有良好的疗效，尤其是在控制肿瘤生长和缓解患者症状方面。

3.化疗方案的优化

对于局部晚期或有远处转移的食管癌患者，化疗是重要的治疗方式。我国在化疗方案的优化方面不断取得进展，特别是在术前化疗和同步放化疗的应用中。术前化疗可以缩小肿瘤体积，为后续手术提供更好的条件；同步放化疗则适用于那些无法手术的患者，能够提高疗效并延长生存期。目前，含铂类药物（如顺铂）仍然是我国食管癌化疗的主力药物，常与5-氟尿嘧啶、紫杉醇等药物联合应用。针对不同患者的个体情况，进行个体化的化疗方案选择和剂量调整，已经成为治疗中的一项重要策略。

4.靶向治疗的新进展

随着对食管癌分子机制的深入研究，靶向治疗在食管癌中的应用逐渐增多。抗血管生成药物（如贝伐珠单抗）和人表皮生长因子受体2（HER2）靶向药物（如曲妥珠单抗）在某些特定类型的食管癌患者中显示出良好的治疗效果。此外，我国科学家正在对表皮生长因子受体（EGFR）和血管内皮生长因子（VEGF）等分子靶点展开深入研究，以开发更具针对性的治疗药物。虽然目前针对鳞癌的靶向治疗尚未完全成熟，但未来随着基因组学技术的进步，靶向药物有望在我国食管癌的治疗中发挥更大的作用。

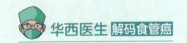

5.免疫治疗的突破

免疫治疗，特别是免疫检查点抑制剂［如程序性死亡受体（PD-1）抑制剂、程序性死亡受体配体抑制剂（PD-L1）］的引入，是我国食管癌治疗中的一项重大突破。免疫治疗通过激活患者自身的免疫系统来攻击癌细胞，已经在晚期和复发性食管癌患者中展现出很好的疗效。在我国，信迪利单抗、卡瑞利珠单抗等国产PD-1抑制剂相继获批，用于治疗晚期食管鳞癌患者。这些药物在临床试验中显著延长了患者的无进展生存期和总生存期。免疫治疗与化疗、放疗的联合治疗模式也成为新的探索方向，为晚期食管癌患者带来了新的希望。

6.多学科诊疗

多学科诊疗（multi-disciplinary team，MDT）在我国逐渐推广。MDT模式通过外科、肿瘤科、放射科、病理科、影像科等多个科室的协作，为每位患者制订个体化的治疗方案。这种综合的治疗方式使得不同专业的医生能够相互协作，以使患者得到最好的治疗效果和最小的治疗副作用。MDT模式尤其适合食管癌这种复杂的肿瘤疾病，通过整合手术、放疗、化疗、靶向治疗、免疫治疗等手段，能够为患者提供更加全面、个体化的治疗方案，提高治疗成功率。

7.临床试验和科研进展

　　我国的食管癌科研在不断取得进展。近年来，我国学者在食管癌领域的基础研究和临床试验中表现活跃，尤其是在新药研发、分子靶点的识别、遗传易感性等方面取得了显著成果。我国参与的国际多中心临床试验数量逐渐增加，这不仅推动了全球食管癌治疗方案的改进，也使我国患者能够更早地接触到国际领先的治疗手段。

　　然而，尽管治疗手段在逐步改进，食管癌的预后仍然较差。未来的防控工作仍需聚焦于早期筛查和风险因素的干预，特别是在高发地区加强健康教育、改善饮食结构、减少高风险饮食行为等。总的来说，我国的食管癌防治工作正在稳步推进，但由于食管癌复杂的发病机制和广泛的高风险人群，仍需加强全国性的防控，推动早期筛查和治疗手段的进步，以降低发病率和死亡率，提高患者的生活质量。

第二章

食管癌的早期筛查

一、食管癌早期筛查的重要性

1.食管癌早期筛查的价值

　　食管壁从内向外分为4层，分别为黏膜层、黏膜下层、肌层和外膜。黏膜层由上皮、固有层、黏膜肌层组成。食管癌是起源于食管黏膜层的上皮源性肿瘤。食管癌的早期，癌细胞主要累及黏膜层和黏膜下层，就像蛋糕一样，食管癌发生于最上面的草莓（上皮），而其发展过程中是否突破奶油层（黏膜肌层）而到下方的固有层是肿瘤是否会进展的关键。因此，一旦癌细胞突破了固有层就可能会发展为中晚期食管癌。食管癌因具有高度浸润性和淋巴结跳跃性转移的特点，往往在发现时已为中晚期，不仅伴有明显的吞咽梗阻症状，而且出现病灶浸润及远处转移，严重影响患者的生活质量及长期生存。中晚期食管癌患者往往不仅需要手术治疗，还需要联合放疗、化疗等多种治疗手段，不仅使患者承受更大的痛苦，还会极大地加重患者的经济负担。

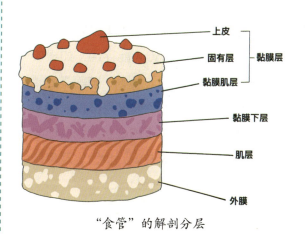

上皮
固有层　　黏膜层
黏膜肌层
黏膜下层
肌层
外膜

"食管"的解剖分层

因此，应早期筛查食管癌及癌前病变，尽早地治疗以将其扼杀在摇篮之中，进而降低相关人群的死亡率和发病率。尤其在食管癌的高发地区实现早发现、早治疗对于提高患者的生活质量、降低食管癌相关死亡率有着十分重要的意义。

2.早期筛查对于预后的影响

由于中晚期食管癌恶性程度较高，即便经过治疗依然容易复发和转移，因此在临床上一般不用治愈率而用5年生存率来表示治疗效果。5年生存率是指经过各种综合治疗后生存5年以上患者的比例，这是因为经过根治性食管癌切除术后，患者复发和转移多发生在术后3～5年，而当食管癌患者经过根治性治疗后如果存活超过5年且无任何复发或转移的征象，则被认为是治愈了。然而，通过对大部分患者生存情况的观察发现，在100个早期食管癌患者中，5年以后大约有90人存活，而100个中期食管癌患者大概只有50人能存活，如果疾病在发生时已经出现多发淋巴结转移，甚至颅内、肝脏、肺等多处转移，其存活情况会少于2年甚至更短。因此，为了提高我国食管癌早期诊治水平，改善我国食管癌高发病率、高死亡率的现状，我国已先后制订了多部关于食管癌早期筛查、诊治的专家共识，食管癌及癌前病变的筛查越来越受到重视，筛查技术手段也不断进步。

二、早期筛查的手段及方法

对于癌症患者来说，治疗过程不仅给自身带来痛苦，也会给家庭带来严重的经济负担，故早发现、早治疗是一个既少遭罪又省钱的方式。食管癌早期并没有明显特征，往往一经发现就是中晚期，当早期食管癌被筛查出来以后，采用内镜治疗即可，治疗费用可能需要2万～3万元且大多数后续无须进一步治疗，而进展期的食管癌往往需要采用手术或者联合放化疗，不仅花费明显增多且治疗后生活质量及生存期大打折扣。目前相关的筛查手段主要包括影像学检查、内镜检查、细胞学与分子生物学检查。

（一）影像学检查

影像学检查主要包括X线钡餐、计算机断层成像（CT）、正电子发射计算机断层成像（PET-CT）等检查。

X线钡餐检查是一种简单、经济的初筛方法。患者口服含钡剂的造影剂，通过X线观察食管的形态和蠕动情况。食管癌可表现为管腔狭窄、黏膜不规则、管壁僵硬等。该检查优点在于操作简单，可发现较小病变；缺点为假阳性率较高，往往需要其他检查辅助确诊。

CT检查可清晰地显示肿瘤的位置、大小、与周围组织的关系，以及有无远处转移。该检查优点为无创，可以比较全面地评估病情；缺点为其对早期小病变敏感性较低。

PET-CT是正电子发射断层显像（PET）和CT的组合体，可显示肿瘤的代谢活跃程度，有助于发现微小转移灶。其优点在于敏感性高，可发现常规检查难以发现的病灶；缺点为价格昂贵，假阳性率较高。

总的来说，影像学检查更多用于评估食管癌对局部结构的侵犯情况、淋巴结转移情况及远处转移情况等，因此其并不被常规推荐用于食管癌的早期筛查。

（二） 内镜检查

无论是对食管癌患者进行病理诊断还是早期筛查，内镜检查都是最可靠的检查方法。在常规内镜的基础上联合不同技术的应用使得越来越多的早期食管癌被筛查出来。内镜检查技术包括普通白光内镜、色素内镜、超声内镜、放大内镜、电子染色内镜、共聚焦激光显微内镜、自发荧光内镜等。

普通白光内镜是应用最为广泛的内镜检查技术，医生会将细长的软管经患者口插入食管，直接观察食管内壁情况，还可进行活检。缺点是其具有一定的创伤性，需要患者配合。

色素内镜是在普通白光内镜的基础上通过将各种染料散布或喷洒在食管黏膜表面，使病灶与正常黏膜在颜色上形成鲜明对比，能更清晰地显示病灶范围，便于进行指示性活检。

随着技术的进步，在普通白光内镜的前端配置一个可调焦距的放大系统，将食管黏膜放大从而观察组织的细微结构的放大内镜已成为目前食管癌早期筛查的重要手段。

电子染色内镜、共聚焦激光显微内镜、自发荧光内镜检查等技术的应用，进一步提高了内镜下筛查出早期食管癌的成功率。

在普通内镜的基础上加装超声探头，可观察食管壁各层结构和周围淋巴结情况，有助于判断肿瘤浸润深度和对肿瘤进行分期。高频探头对于区分肿瘤是否浸润黏膜层或黏膜下层的准确率为75%～95%。超声内镜对于食管癌淋巴结分期的诊断准确率为68%～86%。针对可疑淋巴结，超声内镜引导下细针穿刺吸取活检可以明显提高食管癌淋巴结转移情况的判断准确率，甚至可达90%。

近年来，人工智能（AI）技术发展突飞猛进，被广泛应用于肿瘤领域。在食管癌筛查方面，现阶段仍以内镜检查为主，但由于早期食管癌及癌前病变的形态学特征不明显、内镜医生诊断水平差异较大、我国内镜诊疗技术发展不均衡等，使得早期食管癌及癌前病变的筛查准确性较低。人工智能辅助内镜检查可以提高早期食管癌及癌前病变筛查的准确性及特异性，并能指导内镜下早期食管癌的诊断及治疗。

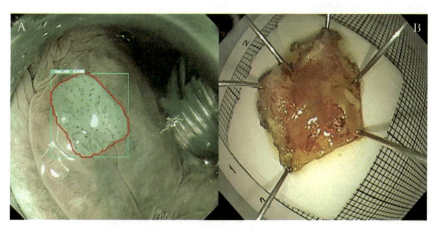

人工智能辅助内镜检查明确病灶并行内镜下黏膜剥离术

（三）　细胞学与分子生物学检查

　　食管癌有着较长的可被诊断的癌前阶段，对癌前病变进行及时的筛查和治疗能有效降低食管癌的发病率和死亡率。目前所采用的碘染内镜辅助病理活检成本较高且对受检者有一定损伤，难以在一般人群中大规模推广应用。寻找可能的生物标志物，通过血液、唾液等进行分子检测，锁定高风险人群，再进行内镜筛查，是筛查方案优化的主要方向。尽管目前液体活检在食管癌中并没有早期筛查标准，相关指南也不推荐生物标志物检测用于食管癌筛查，但仍不影响其在食管癌早期检测方面具有的应用价值和探索价值。目前，生物标志物的研究在消化道菌群、微RNA（miRNA）、代谢组学和蛋白质组学等领域取得了一定进展。

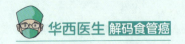

1.消化道菌群

在二代测序技术兴起后，人体菌群分布逐渐被阐明，口腔、食管、胃、肠道等部位菌群在健康状态的多样性和丰富度方面有一定差异。多种与消化道恶性肿瘤有关的菌群特异性表达逐渐被发现，学者推测消化道菌群的分布和种类变化可以影响人体健康状况。有学者对河南省林州市67例食管癌组织进行菌群测序分析后发现，食管癌生物微环境主要由厚壁菌、拟杆菌和变形杆菌组成，同时对比癌旁组织发现，食管癌组织中梭状杆菌含量较高。另有研究显示，食管菌群丰富度和唾液菌群多样性较低的人群，可能更容易发生食管癌前病变和食管癌，牙龈卟啉单胞菌也可能会增加食管癌的发病风险。病例对照研究显示，食管癌前病变处的菌群丰富度有所降低，但仍需队列研究系统阐明食管癌进展的各阶段和各部位的菌群种类、分布变化，探究消化道菌群与食管癌的发病关联。使用与食管癌前病变有关联的菌种作为筛查标志物辅助人群筛查，具有操作简便无创、易于推广的优势，是筛查生物标志物的重要研究方向。未来还可以通过改变菌群谱及其比例来改变人体生理状态，逆转食管癌前病变进展。

2.miRNA

miRNA存在于真核生物中，是一类可调控基因表达的内源性非编码单链小分子RNA。某些特定的miRNA通过激活原癌基因或抑癌基因影响肿瘤的发生。miRNA分子来源于细胞内和细胞外，细胞内miRNA分子存在于组织内，细胞外miRNA分子由细胞主动分泌至血液、唾液中。miRNA的获得方式各有利弊，虽然唾液和血液样本较易获得，但其miRNA分子易受其他因素影响；虽然组织样本不易获得，但其miRNA来源明确，能直接反映癌组织表达变化。研究表明，组织、血液、唾液miRNA与食管癌相关，在标志物的筛选研究阶段主要以组织miRNA为主，应用阶段倾向选择唾液miRNA、血液miRNA。冷冻食管癌组织与癌旁组织比较，食管癌组织中miR-25、miR-424、miR-151呈高表达，miR-100、miR-99a、miR-29c、miR-140呈低表达。在疾病进展中，miRNA表达谱会发生变化，如miRNA-196a表达水平随着腺癌病变的发展逐步增高。另外，有研究证实，miR-21在食管癌组织、血液、唾液中均呈高表达，表明miR-21可能在肿瘤发生过程中起到一定作用。在组织、血液、唾液miRNA的研究过程中，证实miRNA与食管癌的关联后，还应在队列人群中进行验证，以评估其作为筛查标志物的能力。

3.代谢组学

代谢组学主要研究各种代谢途径的底物和产物的小分子代谢物（相对分子质量<1 000），能够体现肿瘤在发生发展过程中引起的代谢变化。有学者采用气相色谱-飞行时间质谱法检测食管癌组织和血清后，观察到无氧糖酵解和谷氨酸分解增强、三羧酸循环抑制，以及脂质代谢改变和氨基酸转换，这些代谢途径中的关键分子为食管癌早期诊断的潜在标志物。有学者使用液相色谱-串联质谱法检测了病例组与对照组的酪氨酸代谢情况，结果显示，苯丙氨酸等4种代谢物可作为食管癌的诊断标志物。各类质谱技术互有优劣，主要根据检测的具体代谢物进行选择。

人体代谢过程众多，产物多样，暂未发现与食管癌明确相关的代谢物，仍需在多种小分子代谢物中进行筛选研究。

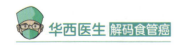
4.蛋白质组学

蛋白质检测手段的进步提高了蛋白质组学的研究水平。有学者以双向凝胶电泳为基础研究蛋白质组学，并通过表面增强激光解吸/电离飞行时间质谱仪对组织、血清蛋白进行质谱分析。随后的研究更新了检测方法并进行了内部验证。有学者通过二维电泳分离食管癌TE-2细胞系蛋白，并对患者血清一抗进行蛋白质免疫印迹分析，对阳性斑点进行基质辅助激光解吸电离串联飞行时间质谱分析验证，其中一个斑点被鉴定为热休克蛋白70，并被列为潜在血清标志物。

放射性核素标记相对和绝对定量的出现极大地促进了检测技术精准性的提高，有学者采用此方法，定量蛋白质组学分析癌前病变中蛋白质的表达谱，共发现236种蛋白质存在差异表达，在生物信息学分析后选择6种蛋白质进行蛋白质免疫印迹验证，这6种蛋白质可作为早期筛查食管癌的生物标志物。

三、 食管癌的预警信号

早期症状及体征

食管癌的早期症状往往比较轻微，且缺乏特异性，容易与其他常见的消化道疾病混淆。例如，许多人会误将吞咽困难、胸痛、反酸等症状归因于胃病、胃食管反流病或咽喉炎，这就导致了很多患者在就医时，食管癌已经进展到了中晚期，错失了最佳治疗时机。因此，了解并警惕这些早期预警信号，及时就医检查非常重要。

1.吞咽困难

吞咽困难是食管癌最典型的早期症状，尤其是吃固体食物时，感觉食物卡在胸口或者有吞咽不畅的现象，一开始这种感觉可能只会偶尔出现，或者只对干硬的食物有反应，但随着病情进展，吞咽困难的程度会加重，甚至喝水、吞咽液体也会变得困难。这个信号容易被误认为是普通的消化不良或咽喉问题，但如果该信号持续存在，或者逐渐加重，应该引起高度重视并及时就医。

2.胸骨后疼痛

许多食管癌患者在早期会感到胸骨后有间歇性的隐痛或灼烧感，通常在进食时加重。这个症状很容易被误认为是胃酸反流、胃食管反流病或心脏病的表现，但实际上它可能是食管癌的一个早期"警告"。如果你频繁地感到胸骨后疼痛，尤其是在吞咽时有加重的趋势，建议尽早做进一步的检查，以排除食管癌的可能性。

3.体重减轻

体重减轻是癌症的常见表现，尤其是在食管癌患者中，体重减轻通常是吞咽困难导致进食量减少，营养摄入不足引起的。此外，癌细胞消耗了大量能量，患者即便正常进食也可能出现不明原因的体重下降。如果在没有刻意减肥的情况下出现了体重迅速下降，特别是伴随吞咽困难或其他消化问题时，应当尽快就医，排查食管癌等潜在疾病。

4.反复出现的呕吐或反流

有些食管癌患者在进食后会出现频繁的呕吐或反流，尤其是进食固体食物后，这是食管内的肿瘤阻塞了食物的正常通过路径，食物滞留在食管中所致。呕吐或反流本身可能与多种疾病相关，但如果反复出现并伴有吞咽困难，就需要特别警惕是否为食管癌。

5.持续性咳嗽或声音嘶哑

当食管癌发展到一定阶段时，它可能压迫周围的神经或器官，导致持续性咳嗽或声音嘶哑，特别是在没有感冒或喉部炎症的情况下。如果你的咳嗽持续数周且无明显原因，或者声音变得嘶哑，这可能是食管癌影响声带或气道的表现，应当尽快就医，由医生判断是否为食管癌等严重疾病。

6.咽部异物感

许多食管癌患者在早期会感到咽部有异物感，仿佛咽部总有东西卡着，在吞咽时感觉更加明显。这种异物感可能是由于肿瘤逐渐增大影响了食管的正常功能。如果这种异物感持续存在并且越来越明显，建议尽早进行内镜检查。

7.疲劳和虚弱感

食管癌的早期阶段，患者常会感到不明原因的疲劳和虚弱，可能是由营养摄入不足、肿瘤消耗体力及癌症导致的慢性炎症引发的身体负担。这种疲劳不同于正常的劳累，它是持续性的，休息后也难以缓解。如果你长期感到疲劳，同时伴有吞咽困难或其他消化道不适，可能需要进行进一步的健康筛查。

（二）　高风险人群的识别

对以下高风险人群应进行重点筛查及相应处理。

1.高发年龄的人群

多项食管癌高发地区筛查研究选择40～69岁人群作为高发筛查对象。处于此区间的人群，应进行食管癌筛查。

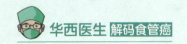

2.高发地区的人群

食管癌的高发地区主要集中在太行山脉附近，其他高发地区与中原移民有关。河南发病率最高的地点是林州市；河北是磁县；山西是长治市，食管癌死亡率达1/1 000。陕西、河南、湖北三省交界的秦岭东部山区也是高发地区，食管癌死亡率在（1~50）/1 000。另外，新疆、广东、江苏、甘肃、安徽、四川等地也有相对集中的高发地区，如广东潮汕地区、梅州市等。因此，对于在这些地区长期生活的人群应积极开展早期筛查。

3.长期吸烟的人群

吸烟不仅伤肺，也是食管癌，尤其是食管鳞癌的主要致癌因素。烟草中含有多种致癌物质，如多环芳烃和亚硝胺类化合物，这些化学物质会直接损伤食管黏膜的DNA，导致基因突变。长期吸烟还会引起氧化应激和慢性炎症，进一步促进癌变。此外，吸烟会削弱免疫系统功能，使身体清除突变细胞的能力下降。因此，长期吸烟人群应进行早期筛查。

4.过量饮酒的人群

过量饮酒会显著增加食管癌的发病风险，特别是当饮酒与吸烟同时存在时，癌症风险会显著增加。研究显示，饮酒量越大，患食管癌的风险越高。因此，有长期饮酒习惯的人群应积极开展早期筛查。

5.有高风险饮食习惯的人群

长期缺乏水果和蔬菜，长期食用腌制、烟熏和高温烹饪食物及长期饮用过烫饮品等的人群，会增加患食管癌的风险。因此，对于此类人群，应进行食管癌筛查。

6.肥胖的人群

肥胖会增加患食管腺癌的风险。过多的腹部脂肪会增加胃食管反流病的发病风险，导致胃酸频繁反流至食管，引起食管炎症并增加癌变可能性，因此控制体重对预防食管癌至关重要。

7.患慢性食管炎和胃食管反流病的人群

长期的胃酸反流会刺激食管黏膜，引起慢性炎症，甚至导致食管下段细胞的异常增生（Barrett食管），这是一种癌前病变。胃食管反流病患者的食管腺癌发病风险显著高于普通人群，及时治疗胃食管反流病对预防食管癌有重要意义。

8.有遗传因素高风险的人群

虽然家族遗传在食管癌病因中所占比例不高，但研究发现一些基因突变和家族性食管癌存在关联，尤其在高发地区表现得更加明显。家族中有食管癌患者的人群应注意定期检查和早期预防。

尽管某些危险因素如遗传因素不可控，但可以通过健康的生活方式来显著降低食管癌的发病风险。

具体措施包括：①戒烟限酒。尽量避免或减少烟草和酒精的摄入，尤其是不要同时吸烟和饮酒。②健康饮食。多吃水果、蔬菜，避免摄入高盐、腌制、烟熏食物，减少摄入高温油炸食品。③远离烫饮。避免经常饮用过烫的茶或其他饮品。④控制体重。保持健康体重，避免腹部肥胖，从而减少胃食管反流的风险。⑤定期体检。有食管癌家族史、长期胃食管反流病或存在其他高风险因素的人群应定期进行筛查，以便早期发现和干预。

总的来说，食管癌的发生是多种因素共同作用的结果。通过了解这些危险因素并采取适当的预防措施，可有效减少患病风险。保持健康的生活方式不仅有助于预防食管癌，还能提升整体健康水平。早期选择多种方案对高风险人群进行筛查能尽可能早期诊断并治疗食管癌，使患者获得更好的治疗效果、更优质的生活质量并获得长期生存。

第三章

食管癌的诊断

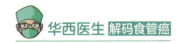
一、 临床表现

（一） 典型症状与体征

食管癌作为一种常见的消化道恶性肿瘤，根据病情的进展状况，一般可分为早期、中期、晚期三个阶段。在疾病的早期，患者所呈现出的症状往往较为隐匿且不典型，而随着病情进展到中晚期，患者的症状则会变得愈发明显且严重。正是由于早期患者与中晚期患者在临床表现上存在的巨大差异，所以二者在治疗方式的选择、预后情况的评估等方面有着天壤之别。少部分早期食管癌患者通过内镜下切除等方式即可获得较好的治疗效果，预后相对乐观；而中晚期患者则往往需要综合运用手术、放疗、化疗、靶向治疗及免疫治疗等多种手段。

因此，对于食管癌这种疾病，无论是普通大众为了自身健康着想，还是医疗工作者为了能够给予患者更精准有效的治疗，二者首要的任务都是要深入、全面地了解食管癌在不同分期下所具有的典型症状与体征，从而做到早发现、早诊断、早治疗，最大限度地提高患者的生存率和改善患者的生活质量。

1.早期

早期食管癌症状并不明显，患者可能仅表现为在吞咽粗硬食物时偶有不适，如胸骨后针刺样或烧灼样疼痛，食物通过缓慢并有停滞感和异物感，通常在饮水后缓解。这些症状并不一定在每次进食时都会出现，出现的程度也时轻时重。

2.中晚期

这一阶段的食管就像被异物堵塞的管道，随着堵塞程度加重，症状也会越来越明显，表现为典型的进行性加重的吞咽困难，患者先是难以咽下馒头等固体食物，继而不能咽下粥类等半流质食物，随着病情的进展，最后连水和唾液等液体也不能咽下。此外，患者可能会有吞咽哽噎感、异物感，咽下食物的时间延长，在吞咽食物时出现胸骨后疼痛等症状。

吞咽困难的持续性加重会影响患者的进食及各种营养的摄入，患者会逐渐出现消瘦、乏力、脱水、贫血等症状。

在体格检查时可能发现锁骨上淋巴结肿大、腹腔积液、胸腔积液等肿瘤远处转移体征。

当患者出现持续性吞咽困难、胸痛、背痛、锁骨上淋巴结肿大及呼吸困难等症状时，则表明食管癌已经发展至晚期。

（二）其他症状

随着病情的进展，癌细胞随淋巴、血液等媒介转移，似蒲公英种子随风飘散并扎根生长形成新病灶，表现为侵犯周围的其他组织器官，进而出现不同的症状。

1.侵犯神经

在气管与食管之间有喉返神经经过，随着肿瘤的生长，可压迫喉返神经，导致患者出现声音嘶哑、咳嗽等症状。另外，肿瘤还可能会侵犯周围其他神经，引起胸壁疼痛等诸多症状。

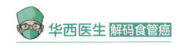

2.侵犯气管、支气管

食管位于气管的后方，如果肿瘤侵犯了气管或支气管，则有可能形成食管气管瘘或食管支气管瘘，导致患者吞咽的水或食物误入气管或支气管，引发剧烈呛咳，甚至造成呼吸道感染。

二、辅助检查

（一）影像学检查

目前，影像学检查在食管癌的诊断中占据了相当重要的地位，比较常见的检查有X线钡餐、CT、磁共振成像（MRI）、PET-CT等检查，这些检查侧重的方向各不相同，每项检查的结果就像一块块散落的"拼图"，当把它们拼起来，就能帮助临床医生"拼出"食管癌的真相。

不同检查所提供的临床价值不同。X线钡餐检查，就像是在食管里"放了点颜料"，帮助医生更清楚地看到食管里的情况。被检者喝下带有钡剂的液体，这种液体在食管里会变得像"油漆"一样，附着在管壁上，然后通过X线拍照，医生就能清晰地看到食管的轮廓和是否有狭窄或肿瘤，就像通过涂上颜色可更好地观察"墙面"是否有裂痕一样，从而达到疾病检出和诊断的目的。

简而言之，X线钡餐检查可以帮助发现病变，但如果想要更详细地了解肿瘤的情况，则需要用到CT和MRI。想象一下，人体就像一座复杂的"大厦"，食管是"大厦"里的一根重要的"管道"，食管癌就是在这根"管道"中偷偷生长的"坏东西"，CT和MRI就如同用一种特殊的"光线"去穿透"大厦"，把"大厦"的每一层结构都清晰地展露出来，这样医生就可以直观了解"坏东西"的位置、长度及对周围结构的侵犯情况。

PET-CT在肿瘤检查中的应用越来越广泛。PET-CT就像是一个"侦察兵"，它能提供全身的"情报",对于食管癌,它不仅可以像普通CT一样显示肿瘤的位置、大小等信息,还能够通过检测细胞的代谢活性来甄别肿瘤。如果把癌细胞比作一个个"小工厂",PET-CT就能检测到这些"小工厂"生产量增大的情况。另外,PET-CT还可以追踪这些"小工厂"有没有在别的地方开设"分厂",即能够发现癌细胞是否扩散到了远处的淋巴结或其他脏器,从而更加准确地描述肿瘤的分期,这对于治疗方案的确定有极其重要的价值。

1.X线钡餐检查

　　X线钡餐检查的过程大致如下:被检者立于检查床前,先行胸腹部常规X线透视,看肠管有无气液平面或气腹,排除禁忌证,然后口服钡剂。在钡剂通过食管的同时,转动被检者,从不同体位逐段观察食管充盈扩张及收缩排空情况。因食管正位与胸骨、脊柱、心脏及大血管重叠,故通常摄取左前斜位及右前斜位片,颈段食管摄取正、侧位片。

　　在整个检查及准备过程中,被检者应注意:①在检查前6~8小时要处于空腹状态,禁食禁饮。②从检查前一日起禁服含有金属的药

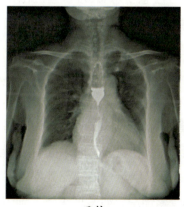

正位

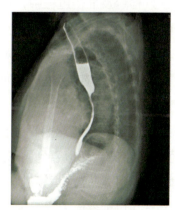

侧位

食管癌X线钡餐影像图

物，如钙片等。③在检查时不要穿有金属花纹、金属扣子的衣服。④在检查完毕应大量饮水，尽快排出钡剂。

早期食管癌可表现为食管黏膜皱襞紊乱、粗糙或有中断现象及局限性管壁僵硬、蠕动中断，可有小的充盈缺损或小龛影。中晚期食管癌则食管有明显的不规则狭窄和充盈缺损，管壁僵硬，有时狭窄上方食管有不同程度的扩张。

X线钡餐检查是初步诊断食管癌最常用的方法，它简便、经济，能够清晰、直观地观察食管是否通畅、肿瘤的位置在哪儿、食管的形状是否有变化，特别是对于颈段食管癌，它能较准确地测量肿瘤上缘与食管入口的距离，从而判断手术安全切缘。该检查还能准确发现中晚期食管癌破溃至周围结构形成的瘘，以及帮助外科医生在术前了解食管替代器官——胃的情况。

2.CT检查

在CT检查及准备过程中，患者应注意：①做CT检查的部位附近尽量避免出现金属物品，如项链、腰带等。②在上腹部CT检查前需要空腹。③在增强CT检查前要做对比剂的过敏试验。④胸腹部CT检查期间需配合呼吸，在检查前应做必要的屏气练习，避免产生呼吸运动的伪影。

CT检查可见食管癌表现为食管壁全周环形或不规则状增厚，相应平面管腔变窄，可以看到圆形或卵圆形肿块，有时表面可以看见龛影。如有食管周围脂肪层模糊、消失，则提示食管癌已外侵。另外，CT检查还可以观察周围组织器官的受累情况，如发现纵隔、肺门及颈部淋巴结转移。

　　目前，颈部、胸部、腹部增强CT作为食管癌术前的常规检查，可以了解肿瘤的大小、长度及与周围组织器官的关系等，主要用于食管癌临床分期、可切除性评价、手术路径的选择和术后随访。衍生而来的高分辨率CT则可清晰地显示食管周围及腹腔淋巴结，在判断肝、肺等远处转移方面较超声、胸部X线检查更为准确。

　　CT检查也有其缺点，如CT检查相较于X线钡餐检查价格较高，且CT检查有一定辐射，对软组织肿瘤的诊断效能，特别是在定性诊断方面仍有较大的局限性。

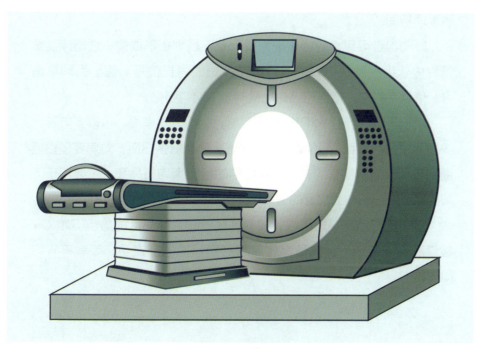

CT检查机器示意图

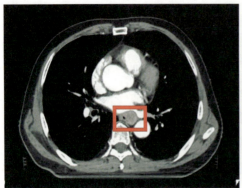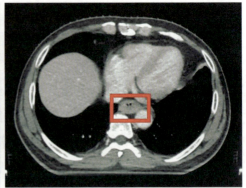

食管癌CT影像图（方框处为肿瘤）

3.MRI检查

在MRI检查及准备过程中，患者应注意的事项大致与CT检查的注意事项相同。

MRI检查可见食管癌表现为食管壁不规则环形或偏心性增厚及食管腔内软组织肿块影，一般肿瘤呈等长或稍长信号，脂肪为稍高信号，信号不均匀，增强扫描病灶呈明显不均匀强化。

相较于CT检查，MRI检查无辐射，组织分辨率高，可以多方位、多序列成像，可和CT检查一样完成薄层动态增强扫描，对病变侵犯范围、与周围组织器官的关系及淋巴结的检出率均有提高，主要用于了解肿瘤或淋巴结与大血管的关系。

MRI检查也有其局限性，如对钙化灶和骨骼病灶的显示不如 CT检查准确、敏感，体内留有金属物品如起搏器及避孕环等者不宜行MRI检查。

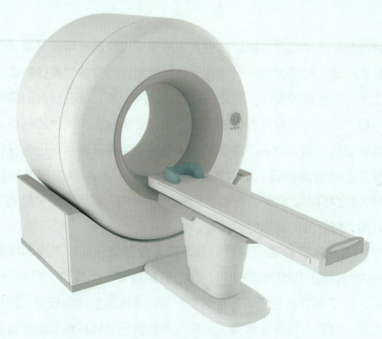

MRI检查机器示意图

4.PET-CT检查

　　PET是一种功能成像技术。它利用放射性核素标记的葡萄糖如^{18}F-氟代脱氧葡萄糖（^{18}F-FDG）等作为示踪剂来追踪人体细胞对这些示踪剂的摄取情况。由于癌细胞代谢活跃，对葡萄糖的摄取量远高于正常细胞，所以在PET图像上，肿瘤部位会呈现出明亮的高代谢信号，有助于发现肿瘤、判断肿瘤的活性。PET-CT将PET与CT技术结合起来，使临床医生既能看到身体内部的精细解剖结构，又能了解组织细胞的代谢功能。这样就可以更准确地对疾病进行定位、定性和分期诊断。

　　PET-CT检查有以下注意事项：①在检查前要控制血糖。因为PET-CT主要是利用癌细胞对葡萄糖的高摄取来显像，血糖波动会影响检查结果的准确性。一般要求患者在检查前空腹4~6小时，血糖最好控制在正常范围。糖尿病患者可能需要提前调整用药剂量。②避免剧烈运动。在检查前一天和当天，要尽量保持安静，减少肌肉活动产生的生理性摄取变化，防止干扰对肿瘤的判断。③在检查时需要安静平卧，这是为了保证图像的质量，患者要听从医护人员的指示，保持身体姿势不变，避免产生伪影。④在检查后要多喝水。因为在检查时使用了放射性物质，所以要尽量多喝水，这样可以加快药物排到体外，减少辐射。此外，在检查后的24小时内，要尽量避免接触孕妇和儿童，降低他们受辐射的风险。

PET-CT检查可见食管癌表现为食管壁环形或不规则样增厚、腔内或管壁的软组织肿块影、相应管腔狭窄、伴有^{18}F-FDG代谢增高。PET-CT检查还可发现病变食管的周围脂肪间隙模糊、包绕邻近血管、食管支气管瘘等情况。如有局部淋巴结转移灶或远处转移灶，可显示相应部位的病变并伴有^{18}F-FDG代谢增高，从而帮助医生进行分期。

PET-CT检查作为近年来的新的检查项目，其优势主要体现在两个方面，一方面就是早期诊断的准确性高。PET-CT能够检测代谢异常的细胞，在肿瘤还处于代谢异常的早期阶段就能发现，这对于癌症的早期发现和诊断非常关键。就像在"敌人"还在悄悄集结力量，尚未形成强大攻势时就能将其察觉。另一方面是全身检查优势明显。PET-CT检查可以一次性扫描全身，除能够发现原发病灶外，也可了解身体其他部位是否有转移灶，如同进行了一次全面的"侦察"，这对肿瘤分期非常重要，有助于医生制订综合的治疗方案。

PET-CT检查也有较为明显的缺点，首先就是价格昂贵，PET-CT检查费用较高，这使得很多患者可能因为经济原因而难以承受，也限制了它的使用。其次，在PET-CT的检查过程中使用的放射性物质会给患者带来一定剂量的辐射，虽然这个辐射量在安全范围内，但相比其他一些常规检查（如X线检查）还是较高。最后，PET-CT检查不可避免地存在假阳性和假阴性结果，部分炎症、结核等良性病变可能会出现代谢增高的情况，导致假阳性结果，就好像把正常的"群众"（良性病变）误认成"敌人"（肿瘤）。同时，一些微小的肿瘤在代谢不活跃时，可能出现假阴性结果，即漏诊肿瘤。

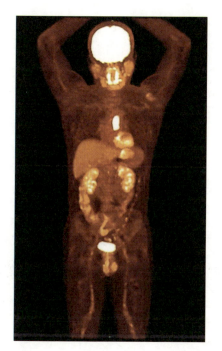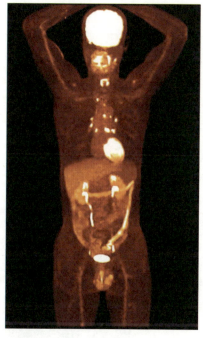

食管癌PET-CT图像

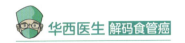
（二） 胃镜检查

由于食管癌早期没什么症状，大多数老百姓对食管癌的筛查认识不深，早期诊断率较低，半数以上的患者在确诊食管癌时已为局部晚期或存在远处转移。因此，实现食管癌的早诊断、早治疗是临床工作及健康科普的重点方向。食管癌的发生发展是一个长期的过程，在中晚期食管癌发生之前，存在5年以上的癌前病变和早期食管癌阶段，这为食管癌的筛查提供了重要的窗口期。

胃镜检查是早期发现食管癌和癌前病变最敏感、最有效的手段。胃镜检查可以尽早发现食管癌，此时病变小，易于治疗。此外，胃镜检查也可以帮助确定肿瘤的位置、大小，以便医生确定手术方式及手术范围。

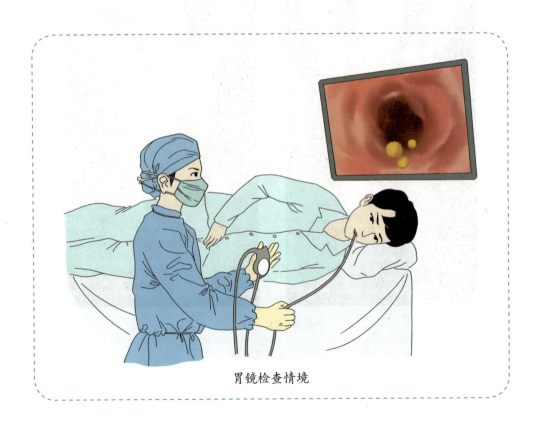

胃镜检查情境

1.胃镜检查概述

1）什么是胃镜检查?

胃镜是用于食管、胃、十二指肠（十二指肠乳头水平以上）疾病诊疗的内镜。胃镜检查借助一条长70~140厘米，纤细、柔软的管子，通过口腔将胃镜伸入食管、胃及十二指肠，因此，胃镜不仅能检查胃，还能检查食管和十二指肠有无病变。

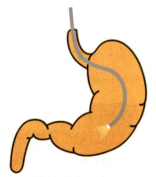

胃镜检查示意图

一方面，胃镜检查可以直观地观察食管是否存在病变；另一方面，对于可疑病灶，还可以通过活检进行病理诊断，明确病变的性质。病理诊断是确诊食管癌的标准方法。

2）做胃镜检查前需要做哪些准备?

我们在临床上经常会遇到以下情况："您早上吃饭了，今天暂时做不了胃镜检查，请您重新预约。""您没有做心电图，请您做了后重新预约。"

因此，为了顺利检查，做胃镜检查前需要做以下准备。

（1）检查前禁食6小时、禁水2小时，有梗阻或不全梗阻症状的患者应延长禁食禁饮的时间。

（2）检查前10~20分钟可口服黏液去除剂及去泡剂，清除上消化道内的黏液和气泡，改善视野，提高食管微小病变的检出率。

（3）在X线钡餐检查3天后再行胃镜检查，以免残留的钡剂影响观察。

（4）60岁以上患者，在检查前行心电图检查，如存在异常情况，应该谨慎评估，减少意外情况的发生。

3）胃镜检查后需要忌口吗？

在检查后过早进食容易呛咳，因此，在检查1小时后才可饮水；如进行了病理检查，在检查2小时后才可进食温凉半流质食物或软食，以免硬食摩擦损伤活检创面。

4）什么是病理检查？

病理检查是指在胃镜下切取2～3毫米大小的病变组织制成病理切片，用显微镜进一步检查病变，以确定病变的性质。

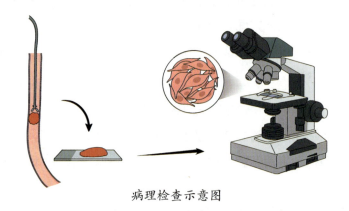

病理检查示意图

5）病理检查阴性一定能排除食管癌吗？

病理检查一般比较准确，但是在临床上还是存在假阴性的可能性，只是概率比较低，如一些病灶比较小，胃镜下取材样本有限，导致活检阴性；一些黏膜下癌，食管黏膜的活检也可能呈假阴性。

6）胃镜检查会很难受吗？

患者对胃镜检查存在畏惧心理，导致胃镜检查不能普及，很多食管癌患者因此延误了最佳的治疗时机。目前，无痛胃镜不仅提升了患者的舒适度，还减少了操作相关风险。无痛胃镜在各级医院已经比较普及，在睡眠中短短几分钟即可完成检查，因此完全没有必要恐惧胃镜检查。

7）哪些患者不适合做胃镜检查？

（1）患严重心脏疾病，如严重心律失常、心肌梗死活动期、重度心力衰竭者。

（2）患严重肺部疾病，如严重哮喘、呼吸衰竭不能平卧者。

（3）精神失常不能合作者。

（4）患腐蚀性食管炎者。

（5）胃炎急性期患者。

（6）食管、胃、十二指肠穿孔急性期患者。

8）哪些人应该做食管癌的筛查？

已有多项研究表明，针对食管癌高风险人群开展筛查能有效降低人群食管癌的发病率和死亡率。食管癌的筛查对象主要是针对高风险人群，建议高风险人群例行做胃镜检查，增加早期食管癌的诊断率，从而提高食管癌的治愈率。

高风险人群的识别见第二章"食管癌的早期筛查"。

9）胃镜检查的间隔时间是多久？

（1）食管癌高风险人群每5年进行1次胃镜检查。

（2）低级别上皮内瘤变者每1~3年进行1次胃镜检查。

（3）低级别上皮内瘤变合并胃镜下高风险因素或病变长径＞1厘米者，每年接受1次胃镜检查，持续5年。

（4）无异型增生的Barrett食管患者，每隔3~5年进行1次胃镜检查。

（5）低级别上皮内瘤变的Barrett食管患者，每隔1~3年进行1次胃镜检查。

（6）早期食管鳞癌及癌前病变在胃镜治疗后，需要严格胃镜监测。第1年应每3~6个月复查1次，包括胃镜及其他相应检查，若无明显异常，第2年开始可每年进行1次复查。

（7）食管癌术后一般每年复查1次胃镜，了解吻合口情况及残胃复发癌情况。

2.特殊胃镜检查

（1）超声内镜检查。与普通白光内镜相比，超声内镜不仅能发现病灶，还可以显示食管壁的4层结构，因此，超声内镜可评估病灶的侵犯深度及周围淋巴结肿大情况，进而对食管癌进行术前临床分期，是针对早期食管癌患者评估内镜黏膜下剥离术（ESD）指征的重要检查。

（2）色素内镜检查。色素内镜检查能提高对肉眼难以识别的早期食管癌的诊断率，避免普通白光内镜下难以识别的早期食管癌被误诊为良性病变。常采取碘染色。

碘染色的原理：正常的食管鳞状上皮细胞因其具有较多的糖原，遇碘后会表现为棕褐色，在出现食管癌等情况下，由于其含有的糖原量减少，食管鳞状上皮细胞遇碘后可能会出现染色较浅甚至不染色的情况。若染色1~2分钟病灶呈粉红色改变，则高度提示食管癌或癌前病变，且病灶与正常黏膜在颜色上形成鲜明对比，能更清楚地显示病灶范围，精准地指导活检，提高早期食管癌的诊断率。

（3）放大内镜检查。放大内镜可精细地观察食管黏膜的微细结构（可扩大20~40倍），有利于观察组织表面的显微结构和黏膜微血管网形态特征的细微变化，提高早期食管癌的诊断率。

（三）　生物标志物的应用

目前所用的生物标志物对食管癌诊断的特异性不强，不推荐用来确诊及筛查食管癌前病变及食管癌，也不能用来预测高风险人群得食管癌的风险，主要用于中晚期食管癌的辅助诊断、预后判断和治疗随访观察。现有生物标志物有细胞角蛋白19片段抗原21-1（CYFRA21-1）、癌胚抗原（CEA）、鳞癌相关抗原（SCC）。

免疫组织化学染色（简称免疫组化），即对肿瘤组织进行染色的技术，是食管癌病理诊断的一个常规项目，可进行肿瘤的诊断和鉴别诊断、确定转移癌的原发部位、发现微小转移灶及为术后用药提供依据。食管鳞癌进行免疫组化的常用标志物有PCK、CK5、CK6、p40、p63、CK7、ki-67、PD-1等。食管腺癌进行免疫组化的常用标志物有HER2、MLH1、MSH2、MSH6、PMS2、PD-1等。

三、　病理诊断

胃镜下发现可疑的食管病变应行活检，活检的块数应根据病变的范围和大小确定，黏膜活检的深度尽可能达到黏膜肌层。食管癌可通过组织病理学予以诊断。病理类型的确定有助于判断肿瘤的恶性程度和制订最佳的治疗方案。食管癌的主要病理类型是鳞癌和腺癌。鳞癌患者的生存率稍低于腺癌患者，未分化癌患者预后最差。

（一）　食管癌的病理类型

见第一章"食管癌的基本知识"。

（二） 食管癌的分化程度

食管癌的分化程度见表3-1。

表3-1 食管癌的分化程度

分化程度	鳞癌	腺癌
G_X	分化程度不能确定	
G_1（高分化癌）	角化为主，伴颗粒层形成和少量非角化基底样细胞成分，癌细胞排列成片状，有丝分裂少	大于95%的肿瘤组织有分化较好的腺体组织
G_2（中分化癌）	组织特征多变，从角化不全到低角化，通常无颗粒形成	50%~95%的肿瘤组织有分化较好的腺体组织
G_3（低分化癌）	通常伴有中心坏死，形成大小不一呈巢状分布的基底样细胞。癌巢主要由癌细胞片状或路面样分布组成，偶可见角化不全细胞或角化细胞	癌细胞呈巢状或片状分布，小于50%的癌细胞有腺体结构

四、 分期及其意义

在食管癌确诊后，大多数患者最关心的问题是：肿瘤是早期还是晚期？食管癌的分期与治疗方案的选择、术中淋巴结清扫的合理范围及患者的预后密切相关。因此，在进行治疗之前，对患者进行准确的分期至关重要，也就是评估癌症有没有发生扩散至关重要。

食管癌在体内的扩散方式包括直接浸润、淋巴结转移和血行转移，扩散程度直接影响患者的预后。目前，在国际上，通常以TNM分期进行食管癌分期，

TNM分期是食管癌诊断和治疗的"国际语言"。其中，T是英文单词"Tumor（肿瘤）"的首字母，N是英文单词"Node（淋巴结）"的首字母，M是英文单词"Metastasis（转移）"的首字母。TNM分期共分为4期，食管癌的分期不同，治疗方案不同，预后也不同。因此，在检查完成后，应由胸外科、肿瘤科或消化内科专家评估分期及制订治疗方案。

 肿瘤的评估

1.原发肿瘤的评估

原发肿瘤就像是花园里的小片"杂草"，只占据一个小区域，但如果不及时处理，它会继续扩展并侵入其他健康的"花草"和"土壤"，这就是肿瘤直接浸润的过程。T分期用于肿瘤原发灶的评估，随着肿瘤的浸润深度增加，依次用T_1~T_4来表示，见表3-2。

表3-2　食管癌T分期的定义（肿瘤浸润深度）

T分期	定义
T_{1a}	侵及黏膜固有层和黏膜肌层
T_{1b}	侵及黏膜下层
T_2	侵及肌层
T_3	侵及食管纤维膜
T_{4a}	侵及胸膜、心包、奇静脉、膈肌或腹膜
T_{4b}	侵及其他邻近结构，如主动脉、椎体或气道

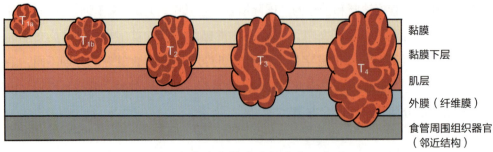

黏膜

黏膜下层

肌层

外膜（纤维膜）

食管周围组织器官
（邻近结构）

不同分期的食管癌浸润深度示意图

2.淋巴结的评估

通俗地讲，随着"杂草"的增长，它的根系会深入到"地下"，并扩展到其他区域的"土壤"，这就像淋巴结转移。"杂草的根"（肿瘤细胞）通过"地下"（淋巴系统）转移到其他地方，形成新的"杂草群落"（肿瘤）。

一般认为淋巴结短径＞1厘米时考虑为转移。淋巴结未受累时，用N_0来表示，随着淋巴结受累区域数目的增加，依次用N_1~N_3来表示（N_1，1~2个；N_2，3~6个；N_3，≥7个）。

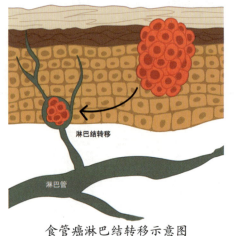

淋巴结转移

淋巴管

食管癌淋巴结转移示意图

3.远处转移的评估

　　"杂草"的"种子"可能会通过风或者水传播到更远的地方，甚至进入其他"花园"，这就像肿瘤的血行转移。没有远处转移者，用M_0来表示；有远处转移者，用M_1来表示。食管癌远处转移常发生于肝、肺、骨、肾上腺及脑等部位。

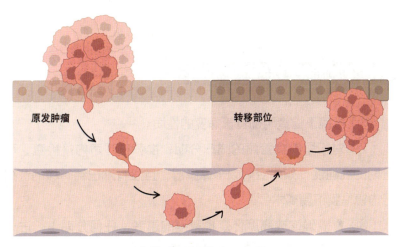

食管癌血行转移示意图

(二) 临床分期

1.食管癌临床分期的主要依据

　　临床分期主要通过一系列影像学检查来确定。虽然临床分期比较粗略，但是它对最初治疗方式的选择具有决定性作用，可为患者量身定制治疗方案。目前食管癌临床分期主要依据胸部和上腹部的增强CT、超声内镜、颈部淋巴结彩超及PET-CT等检查结果。CT和超声内镜可用于评估食管癌的浸润深度，也可用于估计区域淋巴结的受累情况，CT和PET-CT可用于评估有无远处转移。合理组合使用各种检查方法，可有效提高分期的准确度。

2.食管癌临床分期的检查流程

（1）胃镜下检查明确食管病变的性质。

（2）对于早期食管癌的临床分期，推荐行超声内镜检查，可提高分期的准确性，如病变局限于黏膜层，且没有淋巴结转移的证据，则行内镜黏膜下剥离术。

（3）胃镜确诊或高度怀疑食管癌的患者（任何分期），进一步行胸部和上腹部增强CT、颈部彩超检查、X线钡餐检查，在临床分期的指导下综合治疗。

（4）对于不能明确有无转移的患者，可以行PET-CT检查。

（三） 病理分期

食管癌的手术标本需要常规送病理检查，术后病理分期为食管癌分期的金标准。病理分期通过手术切除标本（食管肿瘤和淋巴结）的病理检查获得。病理科医生检测手术标本得到的病理分期较临床分期更为准确，有助于制订个体化的术后辅助治疗方案及对预后进行评估。

免疫组化是标本病理学检查的一个项目，基本原理是通过抗原抗体反应来确定肿瘤组织内的多肽或蛋白质，从而实现对肿瘤的鉴别诊断和病理分期，为术后用药提供依据。此外，免疫组化可以发现组织学阴性的淋巴结是否存在微转移的情况。

1.癌前病变及早期食管癌

上皮内瘤变/异型增生是食管鳞癌的癌前病变，分为低级别上皮内瘤变和高级别上皮内瘤变。Barrett 食管是食管腺癌的癌前病变。Barrett食管是指食管下段的复层鳞状上皮被化生的单层柱状上皮所替代的一种病理现象。食管癌前病变的检测，主要是通过内镜染色技术结合活检，尚无特异性的肿瘤标志物。

早期食管癌指病变局限于黏膜及黏膜下层，不伴有淋巴结转移，根据侵犯食管壁的深度不同，分为M_1、M_2、M_3、SM_1、SM_2和SM_3（表3-3）。癌前病变及部分早期食管癌可以通过胃镜切除，此方法具有创伤小、恢复快、费用低等优点。

表3-3　早期食管癌的定义

分期	定义
M_1	病变仅局限于黏膜上皮，未破坏基底膜
M_2	病变浸润基底膜，侵及黏膜固有层
M_3	病变侵及黏膜肌层
SM_1	病变侵及黏膜下层的上1/3
SM_2	病变侵及黏膜下层的中1/3
SM_3	病变侵及黏膜下层的下1/3

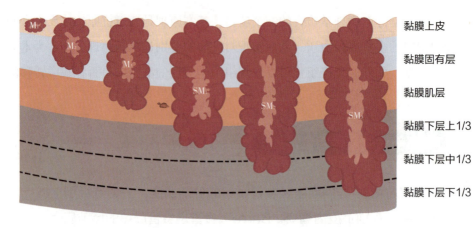

黏膜上皮

黏膜固有层

黏膜肌层

黏膜下层上1/3

黏膜下层中1/3

黏膜下层下1/3

早期食管癌浸润深度示意图

2.中晚期食管癌

　　早期食管癌演变成中晚期食管癌，和一棵小树长成参天大树的过程是相似的。随着食管癌的不断长大，食管壁表面的癌细胞会向食管壁的深层生长（类似树木的根）；同时，肿瘤也会突出于食管的管腔（就像大树的树冠），引起进食的梗阻感。中晚期食管癌发展时间较长，是指浸润肌层、外膜或转移到食管以外组织器官的癌，需要肿瘤内科、胸外科、放疗科及生物治疗科等多学科协作，进行精确的诊断和个体化的综合治疗。

（四）　TNM分期

　　不同的T、N、M组合，汇总出一个总的TNM分期，包括Ⅰ~Ⅳ期，分期越高，病情越重，生存期可能越短。食管鳞癌美国癌症联合会和国际抗癌联盟（AJCC/UICC）TNM分期第8版见表3-4，食管腺癌AJCC/UICC TNM分期第8版见表3-5。

表3-4　食管鳞癌TNM分期第8版（AJCC/UICC）

T	分化程度	N₀		N₁	N₂	N₃	M₁
		下段	上/中段				
T$_{1a}$	G$_1$	I A		II B	III A	IV A	IV B
	G$_2$~ G$_3$	I B		II B	III A	IV A	IV B
T$_{1b}$		I B		II B	III A	IV A	IV B
T$_2$	G$_1$	I B		III A	III B	IV A	IV B
	G$_2$~ G$_3$	II A		III A	III B	IV A	IV B
T$_3$	G$_1$	II A		III B	III B	IV A	IV B
	G$_2$~ G$_3$	II A	II B	III B	III B	IV A	IV B
T$_{4a}$		III B		III B	IV A	IV A	IV B
T$_{4b}$		IV A		IV A	IV A	IV A	IV B

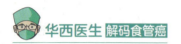

表3-5　食管腺癌TNM分期第8版（AJCC/UICC）

T	分化程度	N_0	N_1	N_2	N_3	M_1
	G_1	I A	II B	III A	IV A	IV B
T_{1a}	G_2	I B	II B	III A	IV A	IV B
	G_3	I C	II B	III A	IV A	IV B
	G_1	I B	II B	III A	IV A	IV B
T_{1b}	G_2	I B	II B	III A	IV A	IV B
	G_3	I C	II B	III A	IV A	IV B
	G_1	I C	III A	III B	IV A	IV B
T_2	G_2	I C	III A	III B	IV A	IV B
	G_3	II A	III A	III B	IV A	IV B
T_3		II B	III B	III B	IV A	IV B
T_{4a}		III B	III B	IV A	IV A	IV B
T_{4b}		IV A	IV A	IV A	IV A	IV B

第
四
章

食管癌的治疗

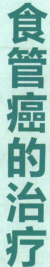

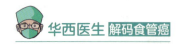

一、综合治疗理念

（一）食管癌治疗中的"超级英雄联盟"——MDT团队

在我们的生活中，食管癌是一种让人谈之色变的疾病，在抗击食管癌的战场上，有一个"超级英雄联盟"在默默守护着患者，它就是MDT团队。

MDT团队就是一个由不同领域的专家组成的"梦之队"，包括外科医生、内科医生、放射科医生、病理科医生、营养师、心理医生等。他们共同协作，为食管癌患者制订最佳治疗方案。

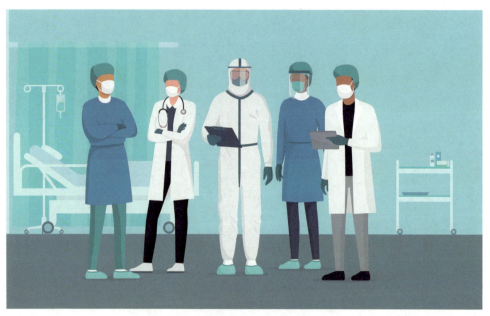

MDT团队

（二）**MDT在食管癌治疗中的五大重要性**

（1）精准打击，全面作战。食管癌的治疗不是"单一兵种"的战斗，而是"多兵种"协同作战。MDT模式能够集合各路专家的智慧，从多个角度对病情进行综合评估，制订出精准的治疗方案，实现全面"作战"。

（2）个体化定制，因人而异。每个人的身体情况都不相同，MDT团队可以根据患者的年龄、身体状况、肿瘤分期、淋巴结转移情况等因素，制订出最合适的治疗方案。这可能包括手术、放疗、化疗、靶向治疗等多种治疗方法的综合运用。量身定制治疗方案，真正做到因人而异。

（3）信息共享，加强协作。在MDT模式下，患者的病历信息、检查结果和治疗进展对所有团队成员开放，确保了信息的及时共享和无缝对接，减少了在治疗过程中的误解和延误，同时鼓励不同专业背景的医生相互交流合作，有助于提升整个医疗团队的专业水平和协作能力。

（4）优化流程，适应趋势。MDT模式通过协调各专业之间的工作，优化了治疗流程，使得患者能够在最短时间内完成必要的检查和治疗，大大提高了治疗效率。

（5）全程关怀，综合支持。MDT模式不仅关注治疗本身，还关注患者的心理状态、营养状况和生活质量。通过团队的合作，为患者提供全方位的支持，帮助患者更好地应对疾病，有助于提高患者的治疗满意度和治疗信心。

在食管癌的治疗过程中，MDT团队就像是一个强大的"守护者"，它用集体的智慧和力量，为患者照亮前行的道路，带来希望和力量。通过MDT团队的共同努力，食管癌患者能够获得更优质、更全面的治疗。总之，MDT团队在食管癌的治疗中发挥着至关重要的作用。它不仅提高了治疗效果，还提升了患者的生活质量。如不幸遭遇食管癌，记得寻找这样一个"超级英雄联盟"来帮助抗击病魔。

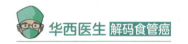

二、 手术治疗

2022年国家癌症中心发表的数据显示，2022年我国食管癌新发22.40万例，死亡18.75万例，分别占全部恶性肿瘤的4.64%和7.28%。这些数据表明，食管癌在我国仍然是一种高发的恶性肿瘤，且死亡率较高。手术是可切除食管癌的主要治疗手段。世界上首例胸段食管癌切除术最早可追溯至1913年，1940年吴英恺教授进行了我国首例经胸食管切除术和胸内食管胃吻合术。随着时代的进步，食管癌手术也从传统的"开放"化逐步走向"微创"化。1992年Cuschieri率先报道了胸腔镜联合开腹食管癌切除术，DePaula 在1995年报道了用腹腔镜经膈肌裂孔行全食管切除术。此后，Luketich在1998年报道联合使用胸腔镜和腹腔镜完成食管切除术。自此，全腔镜下食管癌切除术在世界范围内逐步开展。随着腔镜技术的不断普及，食管癌微创手术得到迅速发展。随着国内技术和设备的发展，食管癌微创手术已积累了丰富的经验，手术技巧日趋完善，且取得良好的临床疗效。基于减少手术创伤及对患者术后生活质量的重视，食管癌微创手术将成为食管癌外科的主要发展方向。

（一） 手术指征

根据当前食管癌治疗指南，对于肿瘤上缘距环咽肌<5厘米的食管癌，T分期在T_{4a}或以内，且未出现远处转移的患者可接受手术治疗。具体是接受内镜下切除治疗、手术治疗还是先行新辅助治疗（如放化疗）再行手术治疗等，需要按食管癌综合治疗的方式进行决策。

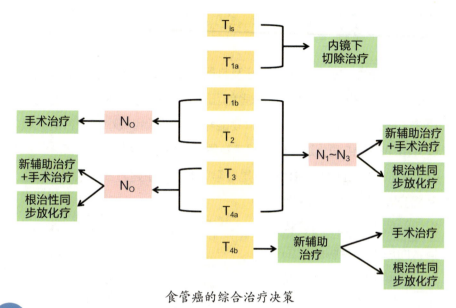

食管癌的综合治疗决策

（二）手术步骤

1.食管游离和切除

　　食管游离是食管癌手术中的一个重要步骤，主要涉及解剖和分离食管及其周围结构，以便于进行后续的食管切除或重建。食管位于后纵隔，其周围毗邻重要的脏器结构，如气管、喉返神经、迷走神经、肺血管、主动脉、心脏等，所以为了更好地进行后续的食管切除，需要将食管与这些重要的脏器结构分离开来，同时还不能损伤这些重要的脏器结构。

　　食管虽然是一个管形器官，但是食管黏膜下有丰富的血管网和淋巴管网，虽然在CT和胃镜下看到食管癌局限在食管的某一段，但食管癌的累及范围远比肉眼所见要广泛，因此，食管癌切除的主流原则是切除距离肿瘤上下缘5厘米以内的食管，以确保彻底切除肿瘤及其周围的潜在转移灶。

2.消化道重建

在食管癌手术中，切除肿瘤及其周围受侵犯的组织后，会导致食管的连续性中断。为了恢复患者的正常进食功能，必须进行消化道重建。消化道重建的目的是使食物能够顺利进入胃或小肠进行消化吸收。常见的可供消化道重建的器官有胃、结肠及空肠。

（1）胃代食管。胃代食管是最常见的食管重建方式。术中，医生会将部分小弯侧的胃组织切除后将胃塑形为管状胃，而后提升至胸腔或颈部，与剩余的食管部分连接。此方法依赖于胃的血供良好，韧性和抗牵拉效果良好，与食管邻近，与食管上皮有很好的相容性，因此术前评估至关重要。

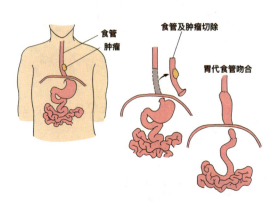

胃代食管

（2）结肠代食管。当胃有严重溃疡，以前做过胃大部切除术、胃癌手术，贲门癌或胸下段食管癌术后复发或残胃癌，以及晚期贲门癌侵犯胃大部及食管下段且需做全胃切除及食管下段切除时，若空肠不适合作为重建材料，结肠可作为替代。通常选择横结肠或左半结肠，并将其转移至胸腔或颈部与食管剩余部分连接。结肠长度充足、血运良好、血管弓较长、黏膜相容性好、结肠代食管后胃仍可以保留较好的消化功能等，使结肠代替食管具备一定的手术和功能方面的优势，但该手术较复杂，术后出现吻合口瘘等并发症风险相对较高，因此不作为首选。

（3）空肠代食管。虽然空肠血运丰富、与食管黏膜的组织相融性好，但空肠血管弓较短，导致空肠提供的长度较为受限，因此空肠代食管较为少见。此方法常用于多次手术后无其他替代选项的患者。术后康复可能较慢，需要严格的营养管理以防止吸收障碍。

3.淋巴结清扫

淋巴结转移是肿瘤转移的第一站，由于食管周围具有丰富的淋巴管，癌细胞很容易通过淋巴管转移到附近的淋巴结，同时食管的黏膜下层也存在丰富的血管及淋巴管网，且淋巴管网遍及颈、胸、腹三个部位，因此，癌细胞可以沿不同的淋巴管向多个方向转移。在术中对食管周围淋巴结进行清扫，对于提升食管癌患者术后生存率有很大帮助。目前，食管癌的淋巴结清扫主要分二野（胸+腹）淋巴结清扫及三野（颈+胸+腹）淋巴结清扫，国际食管疾病学会于1996年形成了关于胸段食管癌淋巴结清扫范围的专家共识并沿用至今，其推荐的完全二野淋巴结清扫范围包括双侧喉返神经链周围淋巴结在内的纵隔及腹腔区域淋巴结。胸段食管癌是否应行三野淋巴结清扫尚存在争议。我国一项单中心、前瞻性、随机对照 Ⅲ 期临床研究结果表明，三野淋巴结清扫并未显著改善胸中下段食管鳞癌患者的术后长期生存率。目前《中国可切除食管癌围手术期诊疗实践指南（2023版）》推荐：胸中下段食管癌推荐完全二野淋巴结清扫；胸上段食管癌推荐三野淋巴结清扫；胸中下段食管癌在术前或术中评估存在颈根部及锁骨上区淋巴结转移者，推荐三野淋巴结清扫；食管胃交界部癌依据Siewert分型，遵照食管癌或胃癌根治术淋巴结清扫原则进行淋巴结清扫。

（三）手术方式

1.传统开胸食管癌切除术

1）经左胸食管癌切除术

经左胸食管癌切除术（Sweet术）是一种经典的手术方式，主要适用于胸中下段食管癌或某些特殊情况下的食管良性疾病。该术式通过左侧胸腔切口（约15厘米）进入胸腔，并根据病变范围和手术需要，进一步探查腹腔。在手术过程中，首先充分游离病变食管段，仔细分离周围组织结构，并行肿瘤根治性切除，同时清扫食管周围及纵隔淋巴结。随后，医生利用胃或结肠代食管重建消化道，将其与残存食管进行吻合，确保食物正常通过。

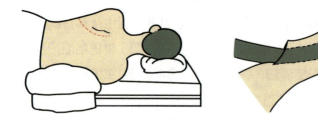

Sweet术示意图

2）经腹、右胸两切口食管癌切除术

经腹、右胸两切口食管癌切除术（Ivor-Lewis术）是一种经典的两切口（经腹+右胸）手术方式，主要适用于胸中下段食管癌。该术式通常分为两个阶段进行，患者需要在手术过程中变换体位，以便依次完成腹部和胸部操作。

第一阶段（腹部操作，仰卧位）：患者取仰卧位，术者通过腹部正中切口进入腹腔。首先，充分游离胃，切断胃网膜血管，确保血供稳定，同时进行腹腔淋巴结清扫。随后，将胃近端部分离断，并将胃塑造成管状胃，以便后续进行食管胃重建。在此过程中，需保留胃右动脉和胃网膜右动脉，以维持管状胃的血供。

　　第二阶段（胸腔操作，左侧卧位）：患者翻身调整至左侧卧位，右侧胸部朝上。术者在右侧第4或第5肋间隙开胸，暴露纵隔内的食管。仔细游离病变食管段，并进行根治性切除，同时进行纵隔淋巴结清扫。随后，将在腹部预先塑形的管状胃提拉至胸腔，并在残存食管与管状胃间完成食管胃吻合（多采用机械吻合或手工吻合）。在吻合完成后，确保无张力、无扭曲，并进行充分止血和放置胸腔引流管，以降低术后并发症的风险。

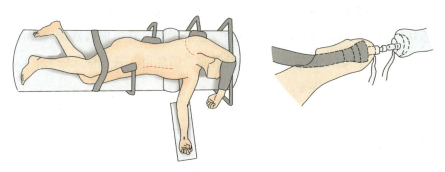

Ivor-Lewis术胸腔操作示意图

3）经右胸、腹、颈部三切口食管癌切除术

　　经右胸、腹、颈部三切口食管癌切除术（McKeown术），又称三切口食管切除术，是一种广泛应用于全食管切除的手术方式，适用于胸中上段食管癌或需行广泛淋巴结清扫的食管癌。该术式通过右胸部、腹部和颈部三个切口分步骤完成，能够实现更彻底的肿瘤切除和

淋巴结清扫。

第一阶段（胸腔操作，左侧卧位）：患者取左侧卧位，右侧胸部朝上，术者在右侧第4或第5肋间隙开胸，进入纵隔。充分游离病变食管段，仔细分离食管与周围结构，同时行纵隔淋巴结清扫。

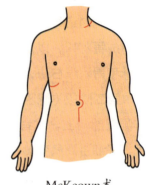

McKeown术

第二阶段（腹部操作，仰卧位）：患者调整为仰卧位，术者通过腹部正中切口进入腹腔。在手术过程中，需游离并塑造管状胃，通常采用胃代食管的方法，以替代被切除的食管段，同时进行腹腔淋巴结清扫，并确保管状胃血供良好。

第三阶段（颈部操作，仰卧位，头偏右）：术者在左侧颈部行斜形切口，游离残存食管，并完成颈部淋巴结清扫。随后，将已塑形的管状胃通过后纵隔或经胸骨后隧道提拉至颈部，并与食管残端完成食管胃吻合。在吻合完成后，仔细检查吻合口血供，并确保无张力，以降低吻合口瘘的发生率。

几种推荐的手术方式

食管外科在百年发展进程中衍生出不同手术入路方式，如何选择最优入路，这需要考虑原发肿瘤位置、区域淋巴结清扫、患者心肺功能代偿能力等诸多方面的问题。我国的一项研究表明，相比于经左胸入路，经右胸入路可完成扩大区域淋巴结清扫，进而可提高胸段食管癌患者术后长期生存率。目前《中国可切除食管癌围手术期诊疗实践指南（2023版）》推荐：从区域淋巴结清扫范围角度，对于胸段食管癌推荐经右胸入路（Ivor-Lewis术或McKeown术）。食管胃交界部癌Siewert Ⅰ型可参照食管癌治疗；Siewert Ⅲ型可参照胃癌治疗；Siewert Ⅱ型争议较大，多由外科医生的习惯和对每种术式的熟练程度决定。

2.胸腹腔镜食管癌切除术

想象一下，我们平时做手术，医生会开一个大口子，对吧？而胸腹腔镜手术是在身体上打几个小洞，然后把腔镜器械伸进体内，通过屏幕来观察身体内部，再用这些器械来做手术。因此，这种手术方式的创口会小很多，患者术后恢复也更快。

1）胃食管颈部吻合

胃食管颈部吻合（McKeown MIE）先在患者的胸部打4个"小孔"（用于置入胸腔镜器械），医学上叫Trocar；再通过Trocar置入胸腔镜器械后游离胸段的食管并进行淋巴结清扫。随后在上腹部打5个"小孔"，在腹腔镜下进行腹部手术，游离胃、清扫腹部淋巴结，接着以上腹正中的那个"小孔"为基础做一个5厘米的切口，将游离的胃提出腹腔后进行管状胃制作。最后，在颈部做一个5厘米长的切口，将管状胃提拉至颈部，并将游离的食管与管状胃在颈部进行吻合。这样，食管被管状胃替代，从而重建了消化道。

McKeown MIE具有切口小、微创、淋巴结清扫彻底、手术操作精细及术后恢复快等特点。这种手术方式适用于多种食管癌患者。

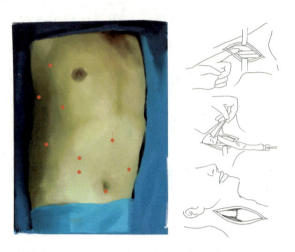

McKeown MIE手术方式示意图

2）胃食管胸内吻合

胃食管胸内吻合（Ivor-Lewis MIE）和McKeown MIE很相似，但是连接的位置不同。

先在患者的腹部进行，通过腹腔镜操作。在腹腔镜下，医生游离胃并准备一部分胃组织，将其改造成管状胃，这一步骤通常包括对胃小弯和贲门的游离，以及对胃网膜血管的处理，以确保管状胃的血供。接下来，在患者的胸部进行胸腔镜操作。在胸腔镜下，游离胸段食管，并在胸腔内将食管与管状胃进行吻合。这种吻合通常在食管裂孔水平或稍高的位置完成，即在胸内进行胃食管吻合。

Ivor-Lewis MIE的特点在于胃食管吻合位于胸腔内，而不是颈部。这种吻合方式的优势在于减少了对颈部的创伤。此外，胸内吻合与颈部吻合相比，术后胃液反流的风险相对较小。

胸腹腔镜食管癌切除术的优点

（1）创伤小。由于胸腹腔镜食管癌切除术通过小切口进行，对患者的身体创伤较小。

（2）术后恢复快。胸腹腔镜食管癌切除术减少了患者的术后疼痛，加快了恢复速度，缩短了住院时间。

（3）并发症少。相较于传统开胸食管癌切除术，胸腹腔镜食管癌切除术减少了肺部并发症、感染和出血的风险。

（4）美观。由于胸腹腔镜食管癌切除术切口较小，术后的瘢痕较少，更符合美观要求。

（5）彻底的淋巴结清扫。胸腹腔镜食管癌切除术能够进行彻底的淋巴结清扫，有助于提高治疗效果。

（6）减少对心肺功能的影响。由于胸腹腔镜食管癌切除术不需要开胸，对心肺功能的影响较小。

3.充气式纵隔镜联合腹腔镜食管癌根治术

想象一下，我们的身体内部像一个复杂的"机器"，纵隔就是这个"机器"的中间部分。充气式纵隔镜联合腹腔镜食管癌根治术，是通过充气装置在纵隔和腹腔内建立足够的操作空间（建立操作空间）；利用高清内镜技术全面探查肿瘤位置、大小及与周围组织的关系（高清内镜探查）；在内镜的指导下进行肿瘤切除，并确保切缘阴性（肿瘤切除）；采用合适的消化道重建方法，恢复患者进食功能（吻合重建）。

在颈部做一切口，长度通常为5~6厘米。在切口处安装颈部切口保护套，并连接CO_2气源。通过颈部切口向纵隔内注入CO_2气体，使纵隔组织疏松，视野清晰，便于解剖。在纵隔镜的引导下，从颈部切口探查并游离颈段及胸段食管，随后采用MIE腹腔镜的做法进行腹部淋巴结清扫、游离胃及管状胃制作。最后将管状胃提拉至颈部与食管进行吻合。该手术不用开胸，联合腹腔镜，可以在不影响心肺功能的情况下，实现对食管的完全暴露和切除。充气式纵隔镜联合腹腔镜食管癌根治术较胸腹腔镜食管癌切除术具有更小的创伤、更快的恢复及更好的肿瘤切除效果。

充气式纵隔镜联合腹腔镜食管癌根治术的优点

（1）能够显著减少手术创伤。

（2）有利于患者术后恢复（创伤更小）。

（3）通过纵隔镜的引导，医生能够更准确地切除肿瘤，提高手术成功率（精确度高）。

（4）并发症风险相对较低。

充气式纵隔镜联合腹腔镜食管癌根治术不仅适用于早期食管癌，对于中晚期食管癌患者，也能在保障手术安全性的前提下，提高治愈率。特别是对于心肺功能较差或胸膜腔粘连闭锁的患者，非常推荐该手术。该手术方式切口较小、无须单肺通气、无胸壁切口、无术中肺脏挤压、更加微创，进一步缩短了患者术后康复时间，国内已有多家医疗机构探索开展该术式，取得了良好效果。

充气式纵隔镜联合腹腔镜食管癌根治术的缺点

充气式纵隔镜联合腹腔镜食管癌根治术虽具微创优势，但仍存在一定局限性。由于术式复杂、操作空间受限，学习曲线较长，要求术者具备丰富的纵隔镜及腹腔镜经验，尤其是对上纵隔及隆突下区域的淋巴结清扫难度较大。术中CO_2充气可能影响心肺功能，导致气胸或血流动力学波动，且部分中晚期食管癌的根治性和淋巴清扫范围可能受限。此外，该术式主要用于早中期食管癌患者，晚期食管癌患者的长期疗效尚待进一步研究。微创操作可能延长手术时间，CO_2吸收过多可能导致高碳酸血症，同时对设备及医疗团队要求较高，目前仅限于少数高水平医疗中心开展，推广仍受一定限制。

4.机器人辅助微创食管癌根治术

机器人辅助微创食管癌根治术（RAE）是一种先进的手术方式，它不像传统的手术那样开大刀，而是利用达·芬奇机器人手术系统来辅助医生完成手术。达·芬奇机器人的机械臂就像医生的"第三只手"，可以帮助医生在很小的空间内进行非常精细的操作。这项技术自从报道以来，已经在多个医疗中心得到应用，并取得了良好的临床效果。

机器人辅助微创食管癌根治术的优点

（1）看得更清楚。与传统微创手术相比，达·芬奇机器人手术系统能够提供10~15倍立体清晰的放大手术视野，可为外科医生提供接近"人眼极限"的视野，这为根治性食管癌切除+淋巴结清扫提供了可能。

（2）安全性更高。达·芬奇机器人手术系统是目前世界上顶尖且颇具发展前景的微创手术高级辅助平台，它的机械臂拥有7个自由度，可轻易实现并突破人手极限的转腕操作，在狭窄的解剖区域能够轻松完成人手难以完成的精细化动作，大大提高了手术质量和安全性，减少损伤出血，缩短手术时间。

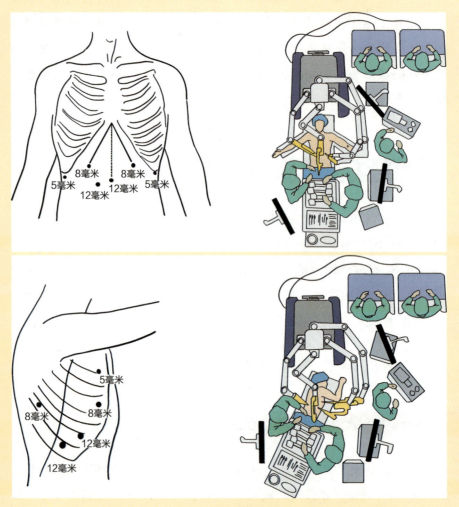

机器人辅助微创食管癌根治术示意图

（3）减少并发症。机械臂既可完全重现人手动作，使医生的手术经验得以完美复制，其移动缩减功能又能排除人手颤抖对手术操作造成的影响，大大提高了手术的精确性和安全性。在完成手术的同时，精细化的操作可以最大限度地减少对病灶周围组织的损伤，从而可以减轻患者术后的痛苦和减少并发症，达到康复快、出院早的目的。

（4）淋巴结清扫更彻底。达·芬奇机器人手术系统可以更轻松地清扫淋巴结，减少术后神经损伤的风险。

综上，食管癌微创手术最直接的优势是降低术后肺部并发症风险，并且改善患者术后的短期生活质量。近期一项针对食管癌手术的荟萃分析共纳入21项研究、9 355例患者，尽管达·芬奇机器人手术系统组与胸腔镜组之间在术中失血量、淋巴结清扫数目，术后吻合口瘘、喉返神经损伤、总体并发症发生率及术后90天内死亡率方面均无显著差异，但两组在术中失血量、术后肺部并发症及总体并发症发生率方面均显著优于开放手术组。因此，食管癌微创手术可有效降低食管癌围手术期肺部并发症风险，改善患者术后的短期生活质量，在医疗条件允许的前提下推荐优先选择食管癌微创手术。

三、放疗

（一）食管癌传统放疗

食管癌传统放疗就是用高能量的射线（如X线）去照射食管上的肿瘤，把癌细胞杀死。这种方法常用于治疗那些不能手术或肿瘤比较大的食管癌患者。

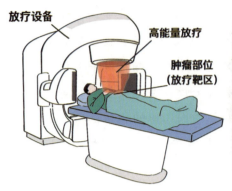
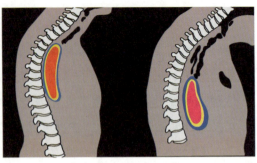

传统放疗模式示意图

1.传统放疗的做法

（1）定位。医生会先用CT、MRI等机器给患者的食管拍个片子，看看肿瘤在什么位置，有多大，然后制订一个详细的放疗计划。

（2）照射。患者躺在放疗机器上，机器会按照计划，从不同的角度向肿瘤发射高能量的射线。

（3）调整。在治疗过程中，医生会定期检查患者的身体情况，根据需要调整放疗计划。

2.传统放疗的方式

（1）外照射疗法。机器在患者的身体外面照射肿瘤。这种方法比较常用，但是可能会伤到周围正常组织。

（2）内照射疗法。把放射性物质直接放到肿瘤附近，这样可以更集中地杀伤癌细胞，减少对周围组织的伤害。这种方法适合肿瘤比较小的患者。

3.传统放疗的优点

（1）治疗效果好。可以杀伤癌细胞，控制病情。

（2）副作用相对较少。放疗比化疗的副作用要小一些。

4.传统放疗的缺点

（1）可能会伤到周围的正常组织，引起一些副作用，如食管炎、肺炎等。

（2）精准度不够。传统放疗方法可能不能很精确地瞄准肿瘤。

（二）食管癌精准放疗

精准放疗可以把射线打得更集中、更精确，直接命中癌细胞，就像"神枪手"一样。

1.精准放疗的做法

（1）精准定位。医生会用CT、MRI等机器给患者的身体拍片子，把肿瘤的位置和大小确定得非常精确。

（2）制订计划。医生会根据影像资料，用电脑制订一个非常详细的放疗计划。

（3）精确照射。放疗机器会按照计划，把射线非常精确地打到肿瘤上。

2.精准放疗的类型

（1）三维适形放疗。就像给肿瘤量身定做了一个模具，让射线更符合肿瘤的形状。

（2）调强放疗。可以根据肿瘤的不同部位，调整射线的强度，让肿瘤的每个部分都受到足够的照射。

（3）立体定向放疗。就像用"狙击枪"打靶，非常精确，适合治疗早期或局部的肿瘤。

（4）质子放疗。就像用一种特殊的"子弹"，这种"子弹"在进入身体后会逐渐减弱，只在肿瘤处释放最大的能量，对周围组织的伤害小。

3.精准放疗的优点

（1）更精准。精准放疗可以更准确地杀死癌细胞，减少对周围正常组织的伤害。

（2）副作用更小。精准放疗因为减少了对正常组织的伤害，所以老年患者更容易耐受，减少了放疗带来的副作用，如恶心、呕吐、食管炎等。

（3）更安全。对于身体较弱的老年患者来说，更小的副作用意味着更高的安全性。

（4）治疗效果更好。能够更有效地杀死癌细胞。

（5）更个体化。可以根据每个患者的具体情况，制订个体化的治疗方案。

简单来说，精准放疗就是用更先进的技术，更精准地杀死癌细胞，减少对患者身体的伤害。

4.精准放疗的缺点

（1）技术要求高。需要先进的设备和专业的医生。

（2）费用较高。比传统放疗费用要高一些。

（3）靶区确定有难度。有时候很难准确地确定肿瘤的边界。

（4）个体差异。每个患者的身体情况不同，对治疗的反应也会不同。

（三）食管癌放疗的应用

食管癌放疗就是用高能量的射线来杀死癌细胞的一种治疗方法。它主要用在以下几个方面。

（1）术前放疗。在术前先用放疗缩小肿瘤，让手术更容易进行，并且可以减少术后肿瘤复发的可能性。

（2）术后放疗。在术后，如果医生发现肿瘤可能还有残留或淋巴结有转移，就会用放疗来进一步杀灭癌细胞。

（3）同步放化疗。对于不能手术的患者，医生会同时用放疗和化疗，这两种治疗方法可以互相增强效果，更好地杀死癌细胞。

（4）姑息治疗。对于已经扩散的晚期患者，放疗可以减轻疼痛，改善吞咽困难等症状，提高生活质量。

举个例子：想象一下，食管癌就像是一棵生长着的"杂草"。手术就像拔掉"这棵杂草"，但有时候地下还会有"根"，"杂草"容易重新长出来。放疗就像喷洒"除草剂"，可以杀死地下的"根"，防止"杂草"重新长出来。化疗就像给"土壤"施加"毒药"，让"杂草"无法生长。把手术、放疗和化疗结合起来，就像先喷"除草剂"，再"拔草"，最后施"毒药"，这样就能更彻底地清除"杂草"，让"土壤"恢复健康。

（四） 食管癌传统放疗与精准放疗的选择

装修房子有不同的装修风格和材料可以选择，食管癌的放疗也有传统放疗和精准放疗两种。那么，到底该选哪种呢？这就要看"房子"——也就是肿瘤和患者身体情况了。传统放疗就像用一个"大灯泡"照亮整个房间，虽然能杀死癌细胞，但也会伤到周围正常组织。精准放疗就像用激光笔，只照射肿瘤，对周围的正常组织伤害更小。

1.放疗方法的选择

主要依据以下几点选择放疗方法。

（1）肿瘤大小和位置。肿瘤长在哪里，有多大，都会影响治疗方法的选择。

（2）身体状况。年龄、身体其他疾病等都会影响治疗方案选择。

（3）医院的设备和技术。不同的医院有不同的设备和技术水平。

（4）经济条件。精准放疗的费用比传统放疗更高。

2.选精准放疗的适用情况

（1）肿瘤位置比较复杂。如果肿瘤长在靠近心脏、肺等重要器官的地方，精准放疗可以更好地保护这些器官。

（2）身体状况不好。 如果患者是老年人或身体有其他疾病，精准放疗的副作用更小，更适合。

（3）医院设备好。 精准放疗需要更先进的设备和技术，因此要选择有条件的医院。

3.传统放疗的适用情况

（1）肿瘤位置比较简单。 如果肿瘤的位置比较清楚，传统放疗就能达到很好的效果。

（2）经济条件有限。 精准放疗的费用比较高，如果经济条件有限，可以考虑传统放疗。

（五）　食管癌放疗的副作用管理

放疗就像一把双刃剑，既能杀死癌细胞，也会对身体其他健康组织造成一些伤害，这些伤害就叫作副作用。

1.放疗的副作用

（1）急性副作用。 在放疗期间或结束后不久就会出现，常见的有：①放射性食管炎，表现为吞咽困难，胸口像火烧一样。②恶心、呕吐。③疲劳， 感觉全身没劲。

（2）慢性副作用。可能在放疗结束后很久才出现，常见的有：①放射性肺炎，表现为咳嗽、气短等。②食管狭窄，表现为吞咽困难等。③心脏损伤，特别是胸中段的食管癌患者。

2.减轻副作用的方法

（1）提前预防。医生会根据患者的具体情况，制订一个合理的放疗计划，尽量减少副作用。

（2）使用先进的治疗技术。调强放疗、质子放疗这样的先进技术可以更精准地照射肿瘤，减少对正常组织的伤害。

（3）综合治疗。放疗可以和手术、化疗结合起来，能达到更好的治疗效果，同时减少副作用。

（4）积极的症状管理。根据症状给予止吐药、镇痛药等来缓解患者的不适。

四、 化疗

（一） 化疗药物及方案

化疗就像给身体里的癌细胞吃一种特殊的"毒药"，这种毒药专门针对快速生长的癌细胞，可以杀死它们或者阻止它们继续生长。

1.化疗药物的种类

化疗药物有很多种，常用的有以下几种。

（1）顺铂。顺铂就像一把锋利的"刀"，可以切断癌细胞的DNA，让它们无法复制。

（2）氟尿嘧啶。氟尿嘧啶就像给癌细胞"下毒"，让它们无法合成重要的物质，从而"饿死"。

（3）紫杉醇。紫杉醇就像给癌细胞"上锁"，阻止它们分裂。

（4）卡培他滨。卡培他滨是一种特殊的药，在身体里可以变成氟尿嘧啶。

（5）替吉奥。替吉奥是一种口服药，和氟尿嘧啶的效果差不多，但副作用可能更小。

2.化疗方案

1）一线治疗——刚开始的战斗

（1）对于晚期食管癌和食管胃交界部癌（包括鳞癌和腺癌）的患者，推荐的一线治疗方案是顺铂联合氟尿嘧啶，并在此基础上联合免疫检查点抑制剂帕博利珠单抗。

（2）对于晚期食管胃交界部腺癌患者，一线治疗方案是使用奥沙利铂联合氟尿嘧啶，并可联合PD-1药物。

此外，紫杉醇联合顺铂是治疗晚期食管鳞癌的常用化疗方案之一。

2）新辅助化疗——术前准备

对于可以手术的患者，在术前先进行化疗，可以缩小肿瘤，提高手术效果，还可以看看肿瘤对化疗药物的反应。

3）术后辅助治疗——"斩草除根"

术后，为了防止癌细胞复发，还会进行辅助化疗，就像"斩草除根"一样。

4）二线及以后的治疗——继续战斗

如果一线治疗效果不好，医生会根据患者的情况，选择其他治疗，如靶向治疗、免疫治疗等。

（1）靶向治疗。靶向治疗就像"导弹"一样，只攻击有特定标记的癌细胞，减少对正常细胞的伤害。

（2）免疫治疗。免疫治疗能"唤醒"身体自身的免疫系统，让它来对抗癌细胞。

（二）化疗注意事项

化疗就像一场特殊的战斗，医生会根据每个人的情况，制订不同的"作战计划"。

1.化疗方案因人而异

（1）量身定制。化疗方案要根据患者肿瘤的类型、大小、位置及患者的身体状况等来量身定制。

（2）随时调整。在治疗过程中，医生会密切观察患者的身体反应，如果出现问题，会及时调整治疗方案。

2.化疗的副作用

化疗药物虽然能杀死癌细胞，但也会伤害身体健康的部分，可能会出现以下一些副作用。

（1）恶心、呕吐。

（2）脱发。

（3）白细胞减少。抵抗力下降，容易感染。

3.应对化疗副作用的方法

（1）药物预防。医生会提前给患者服用一些药物，来预防或减轻副作用。

（2）支持治疗。除了药物治疗，医生还会提供营养支持、心理疏导等，帮助患者更好地度过治疗期。

4.注意事项

化疗期间患者要重视饮食和心理。

（1）饮食。化疗会影响食欲导致营养不良，营养不良会影响治疗效果，因此要特别注意饮食。

（2）心理。癌症患者的心理压力很大，积极的心理状态有助于治疗。

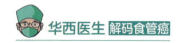
五、 内镜治疗

（一）治疗方法

1.内镜下切除治疗

内镜下切除治疗是用一根细长的"管子"，该管子末端装有一个"小钳子"，将"小钳子"伸到食管里，把长在食管里的早期肿瘤直接切掉。这种方法如同用内镜检查胃一样，只是多了切除病变的动作。

内镜下切除治疗的优点：①对于比较早期的食管癌，即肿瘤还没有扩散到其他地方时，这种方法特别适合。②不需要开胸或开腹，创伤小，恢复快。③可以直接看到病变的位置，切除得非常精准。

以下是几种主要的内镜下切除治疗方法。

1）内镜黏膜切除术

内镜黏膜切除术（EMR）是常用的内镜下切除术之一。它用一个圈套把病变组织套住，然后切下来。

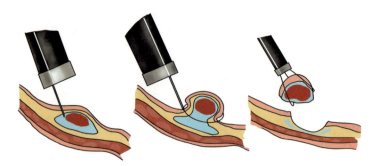

内镜黏膜切除术示意图

（1）内镜黏膜切除术的优点是微创、精准，患者恢复快。

（2）内镜黏膜切除术的缺点是只适合比较小的、浅层的肿瘤。如果肿瘤太大或者太深，就不太适合用内镜黏膜切除术了。

2）多环套扎内镜黏膜切除术

多环套扎内镜黏膜切除术（MBM），听起来有点专业，想象一下，我们用橡皮筋把一个气球扎起来，然后轻轻一捏，气球就破了。多环套扎内镜黏膜切除术也是类似的原理，医生会用一个特殊的工具，在病变组织的周围套上多个橡皮圈，然后轻轻一拉，病变组织就被切下来了。

3）内镜黏膜下剥离术

内镜黏膜下剥离术（ESD）是用内镜（带一根细长的管子）给食管里的肿瘤做一次"精细手术"。

（1）内镜黏膜下剥离术的优点。①更彻底。内镜黏膜下剥离术可以把整个病变组织完整地切除下来，就像剥洋葱一样，一层一层剥开。②更精准。医生可以更精准地控制切除的范围，减少对正常组织的损伤。③降低复发风险。因为切除得更彻底，所以复发的可能性就小了很多。

（2）内镜黏膜下剥离术的缺点。①技术难度大。内镜黏膜下剥离术比内镜黏膜切除术要复杂得多，需要医生有丰富的经验。②手术时间长。因为切除范围大，所以手术时间比较长。③并发症风险。可能会出现一些并发症，

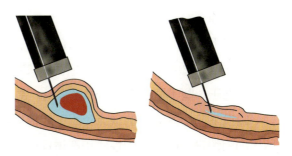

内镜黏膜下剥离术示意图

如食管穿孔、出血等。

（3）内镜黏膜下剥离术的注意事项。①密切观察。术后要密切观察患者的恢复情况，防止出现并发症。②及时处理。如果出现出血、穿孔等情况，要及时处理。③定期复查。定期到医院复查，以便医生及时发现和处理问题。

内镜黏膜下剥离术和内镜黏膜切除术的区别

内镜黏膜切除术好比用"剪刀"剪掉一个"小纸片"，适合比较小的、简单的病变。内镜黏膜下剥离术则更像用"刀"把一大块完整的"贴纸"从"纸上"完整地剥下来，可以处理更大、更复杂的病变。

2.内镜下非切除治疗

我们的食管就像一根"管子"，如果里面长了小疙瘩（癌细胞或癌前病变），医生可以通过一根比食管细的"管子"（内镜）伸进去，不用开刀，直接对这些小疙瘩进行治疗，这就是食管癌内镜下非切除治疗。简单来说，就是不用手术，直接用内镜把食管里的病变部分给处理掉。

内镜下非切除治疗的优点：①创伤小，就像做内镜一样，对身体的伤害很小。②恢复快，治疗后患者很快就能恢复正常生活。③避免手术，对于一些不适合手术的患者来说，是个不错的选择。

内镜下非切除治疗的缺点：①不能提供组织样本，医生无法通过取出的组织来判断病变的性质和严重程度。②不能确定是否治愈。治疗后，医生无法确定病变是否被完全清除，需要长期随访。

以下是几种主要的内镜下非切除治疗方法。

1）射频消融术

射频消融术（RFA）听起来有点高科技，其实就是用一种特殊的能量来"烧"掉食管里的癌细胞或癌前病变。

想象一下，我们用一个很热的"烙铁"去烫一块"肉"，"肉"就会被烫熟。射频消融术就是利用了类似的原理。医生会用一根特殊的针，把它插入病变组织，然后通过这根针发出的高频电波产生的热量让病变组织的温度升高，最终导致病变组织坏死，从而达到治疗的目的。

射频消融术的优点：①不手术，微创。和传统的切除手术相比，射频消融术不需要开刀，创伤更小，患者恢复快。②安全。只对病变组织进行治疗，对周围的正常组织伤害较小，副作用相对较少。③适合范围广，有效。对于多发性的病变或范围比较大的病变，射频消融术都能胜任，对于早期食管癌和癌前病变有很好的治疗效果。④恢复

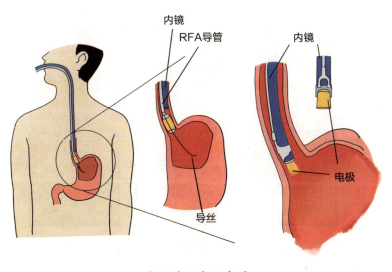

射频消融术示意图

快。治疗后患者恢复得比较快，患者可以很快恢复正常的生活。

2）光动力疗法

光动力疗法（PDT）其实就是一种利用光和药物来治疗肿瘤的方法。想象一下，我们给癌细胞涂上一种特殊的"颜料"（光敏剂），这种"颜料"在特定光照下会产生一种很强的杀伤力。医生会先把这种"颜料"注射到患者体内，让它聚集在肿瘤部位。然后再用一种特殊的光去照射肿瘤部位，这时，光敏剂就会被激活，产生一种叫作单态氧的物质。这种物质非常活泼，它会攻击癌细胞，把它们杀死。

（1）光动力疗法的优点。①精准治疗。只有涂了光敏剂的癌细胞才会被杀死，对周围的正常组织伤害很小。②适用于大面积病变。对于面积比较大或有多个病灶的早期食管癌，光动力疗法效果不错。

（2）光动力疗法的缺点。①出现光敏反应。在治疗后的一段时间内，患者皮肤会对光比较敏感，容易晒伤。②出现并发症。虽然比较少见，但还是有可能出现一些并发症，如食管穿孔、狭窄等。

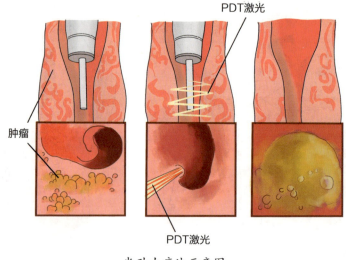

光动力疗法示意图

3）氩等离子体凝固术

想象一下，我们用一个很小的"喷枪"，对着一个"污点"喷出一股"高温气体"，这个"污点"就会被烧掉。氩等离子体凝固术（APC）就是这个原理，只不过它用的是氩气，而且温度更高。这种方法可以用来治疗食管里的早期病变，但对于比较严重的癌变，就要慎重考虑了。

4）其他

（1）激光治疗。用激光照射病变，病变就会被烧掉。

（2）热探头治疗。用一个很热的探头去接触病变组织，把它们烧掉。

（3）冷冻疗法。用极低的温度把病变组织冻住，然后让它们自己坏死。

这三种方法可以单独使用，也可以和其他的治疗方法结合起来使用。

（二） 术前评估

术前评估，简单来说，就是医生在给患者做内镜治疗之前，要先对患者的身体情况做一个全面的检查。

1.术前评估的原因

（1）了解病变情况。医生会通过内镜仔细观察患者食管里的病变，看看它有多大，长什么样子，有没有向周围组织侵犯。

（2）评估病变深度。有时候，医生还会用超声内镜这种更高级的仪器，更精确地测量病变到底侵入了食管壁多深。

（3）选择最佳治疗方案。 根据病变的具体情况，医生能选择最适合患者的治疗方法，如果病变比较小，用激光治疗就可以了；如果病变比较大，就需要做手术了。

（4）预测治疗效果。 通过术前评估，医生可以大致判断治疗的效果是怎么样的，以及术后可能出现的并发症。

2.术前评估的手段

（1）内镜检查。 医生会把一根细长的"管子"（内镜）伸进患者的食管，直接观察病变。

（2）超声内镜检查（如果需要）。 这种检查可以更详细地了解病变的情况，就像给病变做了一次"B超"。

3.术前评估的重要性

术前评估就如同"作战"之前，先对"战场"进行一次侦察，了解"敌人"的情况，这样才能制订更合理的"作战计划"。

六、中西医结合治疗

（一）中医治疗的独特性

中医认为，很多疾病都和人体内部的阴阳失调有关，食管癌也不例外。中医治疗通过调整身体的阴阳平衡，可以起到预防和治疗疾病的作用。以下是针对不同病变情况的中药方剂。

（1）低级别上皮内瘤变。这种病变是食管癌的前期阶段。中医提倡以预防癌变为主。

（2）Barrett 食管。这种病变是食管腺癌的高风险因素。中医提倡以化痰散结、疏肝理气为主。

（3）反流性食管炎。这种病变是食管癌的危险因素。中医认为，反流性食管炎多由脾胃功能失调引起，因此在治疗上要以健脾和胃、降逆止呕为主。

中医治疗的优势：①调养兼治。中药不仅可以调理身体阴阳平衡，从而达到对疾病的防治。②个体化治疗。中医治疗可以根据每个人的具体情况，制订个体化的治疗方案。

（二）中医治疗联合放化疗

1.中医治疗联合化疗

化疗就像一把双刃剑，既能杀死癌细胞，也会伤害我们的身体，导致一些副作用，如恶心、呕吐、手脚麻木等，而中医治疗就像一个"保护伞"，能够减轻化疗带来的副作用，让患者更好地耐受化疗。

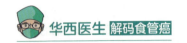

2.中药联合放疗

放疗是食管癌综合治疗的重要组成部分。我国70%的食管癌患者在就诊时已到中晚期，失去根治性手术切除的机会；我国食管癌95%以上为鳞癌，鳞癌对放射线相对敏感。放疗期间结合中医治疗，可以提高放疗疗效，可以减轻放疗并发症，提高患者生活质量，延长其生存期。

（三）晚期食管癌的中医治疗方案

晚期食管癌的症状可以总结为 "噎-吐-痛-梗-衰"。食管癌病性本虚标实，对于不接受现代医学治疗的患者，往往以邪实为主，或正虚邪实兼顾；对于不能耐受现代医学治疗的患者，往往以正虚为主。

（1）痰气交阻证。这类患者适合用一些润燥解郁、化痰降逆的中药，如杏仁、半夏等。

（2）气虚阳微证。这类患者适合用一些健脾益气、化痰祛瘀的中药，如人参、黄芪等。

七、 姑息治疗

当食管癌发展到终末期，或者治疗效果不理想的时候，医生会告诉患者进行姑息治疗。姑息治疗并不是为了治愈癌症，而是为了让患者在剩下的日子里生活得更舒服，减轻其痛苦。

1.姑息治疗的目标

（1）缓解症状。食管癌患者常会有吞咽困难、疼痛的症状，姑息治疗可以帮助患者减轻这些症状，让进食变得更容易，疼痛也更少。

（2）提高生活质量。除了身体上的不适，癌症还会给患者带来心理上的压力。姑息治疗会提供心理支持，帮助患者和家属更好地应对疾病。

（3）增强舒适度。姑息治疗会提供全方位的护理，让患者在身体和精神上都感到舒适。

2.姑息治疗的适合人群

（1）晚期食管癌患者，癌症已经扩散，无法治愈的患者。

（2）无法耐受其他治疗的患者——高龄患者、身体状况差的患者，或者拒绝其他治疗的患者。

3. 姑息治疗的方法

（1）疼痛管理。如果身体某个部位一直疼，那该有多难受！姑息治疗会用一些特殊的药，如镇痛药，来缓解疼痛。除了吃药，有时候还会配合一些物理治疗，如按摩，来减轻疼痛。

（2）营养支持。癌症患者，尤其是食管癌患者，常会出现吞咽困难，吃不下东西。这时，医生会通过患者鼻子插一根管子到患者胃里，或在患者肚子上开一个小口，把营养液直接输送到身体里，保证患者能获得足够的营养。

（3）心理支持。除了身体上的痛苦，癌症还会给患者带来很大的心理压力。姑息治疗会提供心理咨询，帮助患者和家人缓解焦虑、抑郁等情绪，让他们更好地面对疾病。

（4）社会服务。癌症治疗不仅是身体上的问题，还会涉及很多社会问题，如医疗费用、护理资源等。姑息治疗会提供社会服务，帮助患者和家属解决这些问题，减轻他们的负担。

（5）家庭护理服务。很多患者希望在家中度过最后的时光。姑息治疗会提供家庭护理服务，帮助患者在家中得到专业的护理，让患者和家属能够在一起度过更多的美好时光。

第五章

食管癌围手术期的管理

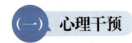

食管癌是全球范围内常见的消化系统恶性肿瘤之一。尽管手术治疗在食管癌治疗中占据主导地位，然而围手术期的全面护理对于减少手术风险、避免并发症、降低死亡率，以及加速患者康复进程和提升其生活质量具有至关重要的作用。因此，食管癌围手术期护理的每个环节都很重要。

一、术前准备

（一）心理干预

手术是食管癌患者的重要治疗手段之一，手术不仅对患者的身体状况有很大的影响，同时也会对其心理状态产生深远的影响。因此术前心理护理就显得尤为重要，它不仅可以应对术后并发症，而且可以帮助患者维持积极的生活态度，从而提高患者整体的生活质量。总的来说，心理干预是食管癌手术治疗计划中不可或缺的一部分，它可帮助患者和家属在整个治疗过程中保持精神上的健康和正面的生活态度。

1.食管癌患者的心理反应

食管癌患者在疾病的不同阶段可能会经历各种心理反应。这些反应可以划分为以下5个时期。

（1）否认期。面对初次肿瘤诊断的消息，患者可能会进入一种否认的应对模式，他们拒绝接受这一晴天霹雳般的事实，频繁前往不同医院求证，渴望得到一个不同的结论。这其实是他们潜意识中采取的一种防御策略，用以在艰难时刻维持内心世界的相对稳定。

　　（2）愤怒期。患者可能对自己的状况感到愤怒，问自己："为什么会是我？"这种愤怒可能会转向医生、家人或其他照顾者。

　　（3）妥协期。经过一段时间的愤怒和宣泄，患者开始向疾病妥协，即使知道治愈的概率很小，仍会继续积极治疗。例如改变生活方式，希望能够换取健康。此阶段的患者有良好的依从性。

　　（4）抑郁期。患者意识到疾病的严重性和生命的脆弱后，可能会出现悲观、无望的情绪，体现为对生活失去兴趣。

　　（5）接受期。患者最终可能接受得病的现实，开始调整心态，寻找与疾病共存的方式。

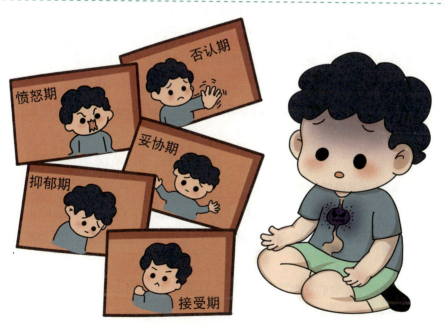

食管癌患者心理反应的5个时期

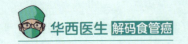

2.心理干预方式

每个患者在每个阶段的体验可能会有所不同，而心理干预可以帮助他们更好地应对这一挑战。

心理干预旨在通过应用心理学的理论和方法，对个体的心理状态、认知模式及行为表现进行积极的调整和优化，以达到提升心理健康水平的目的。常用方法包括精神分析疗法、认知行为疗法、放松训练疗法、音乐疗法及家庭系统疗法等，这些方法各具特点，适用于应对多样化的心理问题并满足个体差异化的需求。具体如下。

（1）精神分析疗法。该疗法借助弗洛伊德的理论，通过解析梦境、自由联想及审视个体童年经历，来深入探讨和解决内心深处的冲突。该疗法在抑郁症、人格障碍等问题上具有一定的疗效。

（2）认知行为疗法。该疗法重点在于识别和改变不合理的信念及负性自动思维，通过调整日常行为模式来改善情绪状态和行为动力。该疗法常用于焦虑、失眠、强迫症等问题的治疗。

（3）放松训练疗法。如深呼吸等，能够有效缓解个体的焦虑和紧张情绪，使心情逐渐平稳。

（4）音乐疗法。利用舒缓的音乐来滋养神经系统，缓解烦闷情绪，同时促进身体健康。

（5）家庭系统疗法。该疗法通过家庭成员间的互动和沟通，增进理解，消除矛盾，增强亲密感。该疗法在解决家庭内部问题上尤为有效。

良好的术前心理状况对手术的影响是显著的，它不仅可以减轻患者的焦虑和恐惧，还可以改善围手术期的治疗效果及提高患者的生存率。

呼吸道准备

（1）询问患者近期有无呼吸系统疾病，或者发热等情况，评估目前患者的基本状态。

（2）嘱吸烟者术前2周戒烟，做好呼吸道准备。

（3）指导患者进行呼吸训练及肢体功能锻炼，如教会患者使用呼吸训练器及学会呼吸训练操。

（4）指导患者掌握正确的咳嗽、咳痰技巧和腹式深呼吸方法。

（5）围手术期保持良好的口腔卫生等。

通过以上方法可以减少术后呼吸道分泌物量，促进术后排痰，增加肺部通气量，从而改善缺氧，最终达到预防术后肺炎等并发症，促进机体恢复的目的。

 胃肠道准备

胃肠道准备是一项重要的工作，目的在于减少术中和术后并发症的风险，保证患者的整体状态尽可能好，具体准备如下。

（1）术前制订合理的饮食计划。术前调整饮食结构，保证充足的营养，尽量吃高蛋白、高维生素、易消化的食物，推荐进食牛奶、蒸鸡蛋。控制食量，术前保持大便通畅，这有助于减轻胃肠道的负担，减少手术时的食物残留，降低术中感染的风险。

（2）根据手术安排，通常在术前6~8小时开始禁食禁水，以清空胃肠道，减少术中吸入性肺炎的风险。

（3）机械性肠道准备。不推荐常规使用，现有证据表明，除结肠代食管重建，术前常规灌肠准备不能降低术后并发症发生的风险，且可能引发电解质紊乱。

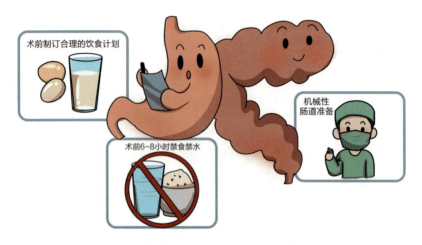

术前制订合理的饮食计划

机械性
肠道准备

术前6~8小时禁食禁水

食管癌患者术前的胃肠道管理

　　以上准备措施可以为食管癌患者的手术提供良好的胃肠道条件，优化手术结果和加速恢复进程。

（四）术前风险评估

1.术前压力性损伤评估

　　食管癌患者由于进食状态差、营养状态差、自理能力下降及接受新辅助治疗后易频发皮炎等皮肤问题，术前需加强皮肤管理。

　　压力性损伤是术后患者一种常见的并发症，通常使用标准化的评估工具（如Braden评分）来对患者的压力性风险进行评估分级以确定其发生压力性损伤的风险。评估内容包括感知力、皮肤湿度、活动能力、移动能力、营养状况和摩擦力、剪切力等，对被评估后的患者进行分级管理，采取相应的护理干预措施，特别是在术前，要告知患者预防压力性损伤的重要性，提醒患者术前尽量避免卧床，多活动，保证白天活动5小时以上。

管理压力性损伤的重要性在于通过评估对患者进行分级管理，指导高风险的患者提前使用干预措施，如指导患者加强活动及使用减压贴、翻身枕、气垫床保护受压皮肤，为患者提供适当的营养支持；以及嘱患者保持皮肤清洁干燥，切勿随意使用爽身粉、尿不湿等物品，避免臀部受潮后出现水疱等皮肤问题，这样可以显著降低压力性损伤的风险。此外，还应做好医患沟通，避免纠纷的发生。

2.术前血栓评估

在食管癌术前管理中，静脉血栓栓塞症（VTE）的预防至关重要，特别是对于进食状态差、营养状态不良及自主活动能力受限、依从性差的患者。以下是几种有效的管理策略，旨在降低患者术前发生静脉血栓栓塞症的风险。

（1）静脉血栓栓塞症风险评估的方式。通过详细的病史采集和临床评估，识别静脉血栓栓塞症的风险因素，如家族史、以往静脉血栓栓塞症事件、肥胖、年龄及长时间卧床等。使用标准化的评估工具如Caprini评分来评估每位患者的静脉血栓栓塞症风险。

（2）有针对性地预防用药，规避风险。对于中高风险的患者，在充分评估无术后出血的情况下推荐预防性使用抗凝药物，如低分子肝素（LMWH）或华法林，每天一次，皮下注射。这些药物可以减少术前和术后血栓形成的风险。

（3）合理使用机械性预防。针对高风险患者，除了药物治疗外，亦可合理采用机械性预防手段来进一步减少血栓形成的风险，如穿戴压力袜或运用间歇性充气压力泵来促进下肢肢体的血液循环。

（4）术前活动与康复训练的重要性。鼓励患者在医生的指导下进行适当的活动，如床上活动和适度的体位变换，以促进血液循环。术前的物理治疗和活动指导对于预防静脉血栓栓塞症非常重要。

（5）家属及患者的教育与指导。向患者及家属提供关于静脉血栓栓塞症的教育，包括静脉血栓栓塞症的风险因素、预防措施及早期识别血栓形成的症状和迹象。

通过实施以上管理策略，可以有效地管理食管癌患者术前静脉血栓栓塞症的风险，降低其并发症的发生，从而改善患者的整体预后并确保安全。

3.术前跌倒评估

（1）保证环境安全。确保环境无障碍且安全，如清除走道上的障碍物、使用防滑地毯和确保良好的照明。

（2）提供辅助工具。提供合适的辅助工具，如手杖、步行器、床边扶手等，帮助患者稳定行走。

（3）对患者进行跌倒动态风险评估。对患者进行定期的跌倒风险评估，并根据评估结果调整护理计划。

（4）鼓励患者进行肢体功能训练。鼓励患者参与适当的身体活动或物理疗法，以增强肌肉力量和平衡能力。

（5）加强镇静剂等药物不良反应的观察。审查患者的药物，调整可能增加跌倒风险的药物，如镇静剂和某些类型的降压药。

（6）保证足够的睡眠时长，防止睡眠不足所带来的谵妄等问题。

通过以上措施，可以显著降低患者的跌倒风险，提升护理的安全性和工作效率。

4.营养风险评估

管理食管癌患者的营养风险至关重要，因为疾病及其治疗可能影响患者的营养状况。食管癌患者在术前的营养补充是至关重要的一环，旨在增强患者体质、提高手术耐受力，并有助于术后恢复。以下是一些关键的营养补充策略。

（1）评估营养状态。使用营养风险筛查量表（NRS2002）评估营养状态。在术前对患者进行全面的营养评估，包括体重、身体成分分析及营养相关生化指标（如白蛋白水平）的检查。制订个体化的营养计划，并由营养师制订个体化的营养补充方案。

（2）术前增加能量和蛋白质摄入。增加患者能量和蛋白质摄入，以支持身体的修复和增强免疫功能。建议蛋白质摄入量为每天1.2~1.5克/千克体重，并每天吃鸡蛋羹、牛奶、牛肉末、肉松补充蛋白质。

（3）必要时使用营养补充剂。使用营养补充剂来确保足够的能量和营养摄入，特别是在患者难以通过饮食摄入足够营养时。对于无法有效通过口服摄取营养的患者，可以考虑使用肠内营养，如鼻饲等。

（4）管理营养相关并发症，纠正微量元素和维生素缺乏。补充必需的微量元素和维生素，如铁、锌、维生素D等，这些对维护患者整体健康状态极为重要。

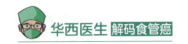
二、术后管理

(一) 生命体征的监测和异常的处理

需要特别关注食管癌患者术后的生命体征管理，如出现异常，必须及时、准确地处理，以防止并发症的快速发展。以下措施涵盖了严密的监测和应对策略。

（1）术后第一天，需安置心电监护仪，持续观察并记录患者的血压、脉搏、呼吸频率及血氧饱和度等指标，必要时定时复查动脉血气，确保没有呼吸抑制或过度通气的现象，同时关注患者的神志、切口敷料情况、疼痛主观感受、心理状况，并且应对患者心率与血压的变化作出及时、准确的判断，监测任何可能表明出血、感染或其他心血管并发症的异常指标，以便及时对症处理。

（2）每6小时监测一次体温变化。关注可能的发热，发热可能是感染的迹象，要及时查找发热的原因，及时进行血培养、尿培养和影像学检查，以帮助确定发热的原因。根据发热的原因采取相应措施。

（3）若是感染导致的发热，应及时使用抗生素治疗，避免感染加重，导致更严重的后果。

（4）若患者发热持续不退或伴有其他症状加重，应重新评估并请感染科调整治疗策略。

(二) 术后静脉血栓的评估与风险管理

食管癌患者术后静脉血栓的管理需要综合考虑多个方面，以减少并发症和促进恢复。对所有手术患者进行个体化的风险评估，考虑年龄、疾病史、手术类型和预期的活动限制等因素，并对食管癌患者静脉血栓风险进行分级管理。

（1）针对接受手术治疗的患者，根据Caprini评分确定的静脉血栓栓塞症风险级别，预防措施建议如下：①对于静脉血栓栓塞症风险评估为低度（Caprini评分1～2分）的患者，推荐使用机械预防措施。②对于静脉血栓栓塞症风险评估为中度（Caprini评分3~4分）的患者，建议采用药物预防。③对于静脉血栓栓塞症风险评估为高度（Caprini评分≥5分）的患者，则推荐药物预防，或考虑药物预防与机械预防的联合应用。④对于同时面临较高大出血风险或已有出血并发症的静脉血栓栓塞症高风险患者，初始推荐采用机械预防；一旦出血风险降低，可考虑转为药物预防或药物与机械预防的联合应用。⑤多数静脉血栓栓塞症高风险患者建议在术后7~14天持续接受药物或机械预防措施。

（2）对于合并恶性肿瘤的手术患者，建议延长预防时间。针对低、中、高风险做好分级预防管理，其中包括基础预防、物理预防、药物预防。主要预防方法如下：①基础预防。保持良好的作息习惯，多活动，保证每天饮水量2 000毫升，尚不能经口进食的患者，注意液体总量，要平衡出入量。下肢进行主动和被动的踝泵运动。保证合理膳食结构，保持大便通畅。②药物预防。针对高风险患者，为预防血栓形成，通常会建议使用抗凝药物，如低分子肝素或华法林。需要特别注意的是，为确保手术安全，若患者正在口服华法林等抗凝药物，术前需停药2周，术后则应根据患者的风险等级，联合使用安全有效的预防措施。③机械预防。使用压力袜或间歇性充气压力泵，以帮助促进腿部血液循环，减少血栓风险。④早期活动。术前、术后加强活动，如床上下肢活动和早期下床活动，可以显著降低静脉血栓的风险。⑤监测凝血功能。术前、术中和术后持续监测患者的症状和体征，以便及时识别任何血栓事件。

通过这些综合措施，可以有效管理高风险患者的术后静脉血栓栓塞症，减少术后并发症的发生。

（3）静脉血栓栓塞症的管理。管理措施如下：①积极采取预防措施。充分地评估患者，做好分级管理，做好健康教育，合理使用抗凝药物，如低分子肝素，预防术后血栓形成，在药物使用期

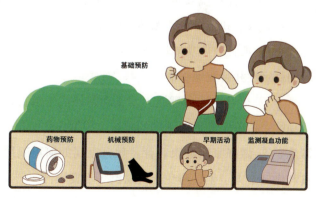

食管癌患者术后静脉血栓的预防管理

间严密观察患者有无出血症状，鼓励术后早期活动，以改善下肢血液循环。若患者有出血风险，可使用压力袜或间歇性充气压力泵，以减少下肢静脉血栓的风险。②每天监测与评估四肢循环。定期监测患者的上、下肢状况，观察是否有肿胀、疼痛或局部温度升高的迹象。如有疑似症状，及时进行超声或其他相关检查，判断是否存在血栓。

（三）压力性损伤管理

（1）受压皮肤护理。指导患者定期变换体位，减少对特定部位的压力。依从性较差的患者使用专用气垫床、新型泡沫敷料，以减少压力性损伤发生的风险。

（2）加强营养支持治疗。为确保患者营养充足以促进康复，需定期通过实验室检验监测其营养指标，评估营养状况。合理调整营养支持治疗方案，确保患者摄入足量蛋白质和能量，这对于维护皮肤健康和加速切口愈合至关重要。

（3）鼓励患者白天加强活动。对于食管癌的患者做好健康教育，白天加强病区内活动，避免白天卧床时间过长，保证正常的作息规律，促进机体恢复。

（四）跌倒风险管理

（1）确保环境安全。确保患者床边无障碍物，床铺高度适宜，地面干燥不滑。安装扶手和防滑垫，尤其是在洗手间和走廊。

（2）加强肢体功能训练。通过肢体功能锻炼进行平衡和力量训练，增强患者的稳定性和自我保护能力。

（3）提升生活自理能力。①动态评估生活自理能力。评估患者的日常生活活动能力，确定其需要帮助的领域。根据评估结果，提供适当的康复训练和辅助锻炼。②做好家属健康教育。教育家属如何正确照顾患者，包括协助移动、饮食和做好个人卫生，避免出现跌倒等不良事件。

（五）　营养管理

食管癌患者术后的营养管理是恢复过程中的重要一环。以下是一些关键策略。

（1）渐进性饮食调整。术后早期进行静脉高营养治疗，保证每天所需的营养，术后根据医生的手术方式遵医嘱进食流质或半流质饮食，逐渐过渡到固体饮食。

（2）高营养素密度食物。应鼓励患者食用富含蛋白质和高能量的食物，这些食物有助于切口愈合和身体功能恢复。

（3）采用小而频繁的用餐模式。考虑术后患者可能遇到吞咽困难或胃容量缩减的情况，建议采取小分量、多次进食的方式，以确保营养的充分摄取。

（4）营养补充。①根据需要添加营养补充剂，针对患者的不同需求，为患者提供充足的营养液，如维生素、矿物质和蛋白质补充剂等，以确保患者营养充足。②制订个体化饮食计划，是顺利康复的关键。通过通用主观全面评定（SGA）记录表（如表5–1）评估患者营养状况，为患者选择营养均衡的营养粉、液体，供给患者身体所需的营养物质，并且根据患者的具体需求和喜好制订个体化的饮食计划。

（5）定期评估与动态调整营养方案。定期评估患者的营养状况和进食情况，根据评估结果调整饮食计划。

在营养护理的早期介入阶段，护理人员需客观评估患者的营养风险，并依据其个体化营养状况和实际需求，规划术后初期的肠内外营养补充方案。此外，采取专门设计的护理措施，能有效减少早期营养支持过程中的不耐受情况，保证营养护理的顺利实施。

以上措施对食管癌术后患者的全面康复具有积极影响，并且能减少并发症，提升患者的生活质量。

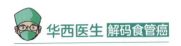

表5-1　通用SGA记录表

患者姓名	年龄　岁		性别　科室　住院号
主要诊断			
通讯地址			联系电话

1.病史

（1）过去6个月内体重减少＿＿＿＿千克，下降百分比为＿＿＿＿％
　　　过去2周体重的变化：＿＿＿＿增加，＿＿＿＿无变化，＿＿＿＿减少

（2）与平时比较，饮食摄入的变化
　　　无变化：＿＿＿＿＿＿
　　　有变化：时间＿＿＿＿周，＿＿＿＿天
　　　类型：半流质＿＿＿＿，全流质＿＿＿＿，低热量流质＿＿＿＿天，饥饿状态＿＿＿＿

（3）胃肠道症状（持续超过2周）
　　　无＿＿＿＿，恶心＿＿＿＿，呕吐＿＿＿＿，腹泻＿＿＿＿，厌食＿＿＿＿

（4）活动能力
　　　无功能障碍＿＿＿＿
　　　存在功能障碍：时间＿＿＿＿周，＿＿＿＿月
　　　类型：减轻工作量＿＿＿＿，坐轮椅活动＿＿＿＿，卧床＿＿＿＿

（5）疾病及其与营养需求的关系
　　　原发疾病诊断：＿＿＿＿＿＿＿＿＿＿＿＿＿＿＿＿＿＿＿＿
　　　代谢的需求/应激状态：无＿＿＿＿，轻度＿＿＿＿，中度＿＿＿＿，重度＿＿＿＿

2.体格检查
（对于每项检查，0代表正常，+代表轻度，++代表中度，+++代表重度）
（1）皮下脂肪丢失（肱三头肌、胸壁）＿＿＿＿＿＿
（2）肌肉消耗（股四头肌、三角肌）＿＿＿＿＿＿
（3）水肿：踝部水肿＿＿＿＿＿＿，骶部水肿＿＿＿＿＿＿，腹水＿＿＿＿＿＿

3.SGA评分

营养良好	A	＿＿＿＿＿
中度（或可疑存在）营养不良	B	＿＿＿＿＿
重度营养不良	C	＿＿＿＿＿

（六）　纤维支气管镜吸痰管理

1.纤维支气管镜吸痰的目的及意义

纤维支气管镜（简称纤支镜）吸痰是一种对食管癌术后患者进行呼吸道管理的有效手段。食管癌术后患者由于手术影响及全身麻醉后的效应，会出现呼吸道分泌物增多或排痰困难的问题，此时纤支镜吸痰就显得尤为重要。纤支镜吸痰可以有效清理患者呼吸道分泌物，减少感染的可能，改善患者呼吸道功能，促进肺部复张和功能的恢复，还可以直观地评价气道内部的状况，如有无出血等情况。

2. 纤维支气管镜吸痰的注意事项

（1）针对术后还未遵医嘱进食的食管癌患者，纤支镜吸痰后可用清水漱口，观察有无胸闷、气紧等不适；针对已经遵医嘱进食的食管癌患者，2小时待咽喉麻醉作用消失后先适当饮水，观察有无恶心、呕吐、呛咳等不适，再进食温凉、清淡饮食。

（2）纤支镜检查可诱发心律失常，可能与局部麻醉，加之患者精神紧张，导致缺氧和纤支镜吸痰过度刺激有关。纤支镜吸痰前应充分与患者沟通，使患者理解并配合操作，避免患者在操作过程中出现恐慌和抗拒。

（3）警惕低氧血症。由于纤支镜管道占据气道空间和患者气道反应性增高，患者出现明显气道反应，加之患者紧张出现呼吸急促，可引起气管特别是支气管痉挛，从而使血氧饱和度呈进行性下降，导致低氧血症。一旦患者出现低氧血症，应立即予以纠正，给予低流量氧气吸入，保证有效通气，改善低氧状况，监测血氧饱和度，以避免出现长时间低氧状态导致的呼吸衰竭及更严重的后果。

（4）气胸的观察。需要密切观察患者的呼吸状态，在操作过程中，有可能会损伤患者的脏胸膜，从而引发气胸。对于进行活检的患者须高度注意，在纤支镜吸痰后应密切观察患者有无出现呼吸困难的情况，警惕发生气胸导致呼吸困难增加的可能，必要时行胸部影像学检查。

（5）咯血的观察。行纤支镜吸痰后，患者会出现少量咯血的现象，一般2~3天可以缓解。需要警惕的是咯血量较多的患者，对于此类患者，应及时通知医生，采取积极止血处理，同时保持呼吸道通畅，严密观察患者的生命体征，避免出现大咯血。

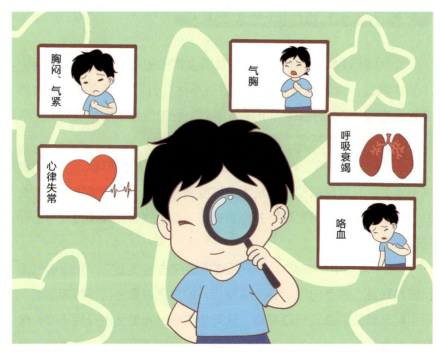

食管癌患者纤支镜吸痰后的观察要点

3.健康教育

（1）行纤支镜吸痰前可以雾化。在行纤支镜吸痰前给予雾化吸入，可以使痰液更容易排出，可一定程度降低感染的风险，促进排痰。

（2）行纤支镜吸痰后为避免刺激性咳痰引起的恶心、呕吐等，建议4小时后行雾化吸入治疗。

（3）可以在行纤支镜吸痰3小时前服用常规降压药，但是降糖药不建议口服，避免检查期间出现低血糖。

（4）行纤支镜吸痰后可能会出现鼻咽部疼痛及声音嘶哑不适，休息1~2天可自行恢复。

（七）　胸腔闭式引流管管理

1.安置胸腔闭式引流管的目的及意义

通过胸腔闭式引流管将胸膜腔与体外引流装置连接起来，可以有效清除患者胸膜腔内的积气与积液，以此恢复胸膜腔的负压环境，确保纵隔处于正常位置，并促进患者肺复张。

2.安置胸腔闭式引流管后的注意事项

手术当天应每隔1小时观察引流液的颜色、性质、量，观察患者的生命体征，血氧饱和度，呼吸音，呼吸节律、频率及幅度；每天检查置管部位有无渗血、渗液、皮下气肿、皮肤过敏及切口敷料有无松脱、污染，以及引流管是否通畅；对于气体较多的患者，可复查胸部CT及时判断患者肺复张情况，根据患者的病情及时调整治疗方案。

若发生以下情况立即通知医生：①引流装置中出现大量鲜红色液体、引流物浑浊或有沉淀。②脓胸术后患者引流液的量大于200毫升/时；乳糜胸患者引流液的量大于200毫升/天。③引流装置内大量气体突然逸出、气体逸出突然停止或气体持续逸出。

不同疾病或手术胸腔闭式引流物的特点见表5-2。

表5-2　不同疾病或手术胸腔闭式引流物的特点

类别	引流物的特点
气胸	置管后引流初期会自发冒出气泡；随着胸腔内压力下降，仅在患者咳嗽时会冒出气泡；气胸逐渐愈合后停止冒泡，出现液面波动现象
胸心外科手术后	引流液早期呈血性，之后血色逐渐变淡直至成为淡黄色渗液，引流量也逐渐减少
乳糜胸	引流液呈白色或乳白色
真菌感染、黑色素瘤、胰腺胸膜瘘	引流液呈黑色
食管胸膜瘘	引流液呈绿色/棕色，具高黏度，有酸味

应根据患者病情需要，鼓励患者咳嗽、深呼吸、变化体位和早期适量活动。

（八）　出入量管理

1. 目的及意义

针对食管癌患者的出入量管理，应实施一个具体的方案，以确保患者的营养状态、水电解质平衡及整体健康。这包括对液体摄入量、营养摄取和排泄情况的严格监测与调整。

2.具体方案

以下是一个详细的管理方案。

（1）动态监测与记录24小时出入量。给患者发术后出入量记录单，每天详细记录以下方面：患者的饮水量、饮食摄入量及所有排出物（包括尿液、呕吐物和排便）的量；每天早上由夜班护士统计患者引流管、胃管、尿管等所有管道的引流液。这些数据详细记录在患者出入量记录单上，以便对治疗方案进行适当的调整。

（2）合理的液体管理方案。根据患者的体重和健康状况确定每天的适宜液体摄入量。一般建议的液体摄入量是每天30~35毫升/千克体重，但需根据具体情况调整。

（3）监测尿量和尿比重变化。监控尿量和尿比重，以评估患者的水分状态和肾脏功能。

（4）加强营养支持治疗。合理的能量和营养摄入，特别是高蛋白的食物，支持患者的恢复需要。可以与营养师合作，根据患者的具体状况制订个体化的饮食计划。

（5）及时纠正电解质失衡。定期检查血液中的电解质水平，必要时通过药物或调整饮食来纠正电解质失衡。

（6）规范利尿剂的使用。在水肿或其他需要时使用利尿剂，但必须在医生的指导下进行，以防电解质失衡。

（7）动态评估与调整方案。定期评估患者的营养状况、水分状态和整体健康，以调整管理计划。与医生、护士、营养师和其他健康专业人员进行多学科团队合作，确保计划的全面性和效果。

（8）做好患者和家属的教育宣教。取得患者及家属的配合，指导患者及家属合理摄入液体和食物，以及监测和记录出入量。

通过这一系列的综合出入量管理措施，可以有效地管理食管癌患者术后的出入量，促进其恢复健康，同时减少并发症的风险。

（九）　术后疼痛管理

1.目的及意义

术后疼痛管理对于患者的恢复过程至关重要，它影响着患者的舒适度、恢复质量和整体健康状况。

有效的疼痛管理不仅能提高患者的生活质量，还能使患者积极主动参与物理康复和肢体功能锻炼，有助于预防术后并发症，如肺部并发症和血栓形成，还可以减少患者的压力和焦虑，这对于防止心率和血压异常、慢性疼痛的发展及免疫系统功能障碍等并发症至关重要。

有效的疼痛管理直接影响患者对医疗服务的满意度。患者在较低的疼痛水平时，对治疗结果的整体满意度会更高；未能有效控制的急性疼痛可能演变为慢性疼痛，导致患者长期依赖镇痛药。及时和适当的疼痛管理有助于降低这一风险。有效的疼痛控制还可以减少因疼痛引起的额外医疗干预，从而减少医疗成本，如减少再入院率、减少长期使用镇痛药等。

疼痛管理是患者术后护理计划中的一个核心部分，需要多学科团队的密切合作和综合管理，确保患者能够在术后尽快恢复最佳状态。

2.具体方案

在术后，约有80%的患者会经历中度到重度的疼痛，因此，术后镇痛对于患者的快速恢复至关重要。预防性镇痛，即在疼痛发生前采取措施，应从术前开始，覆盖整个手术过程，并在术后定时规律地进行镇痛药治疗。在选择镇痛药时，应考虑到药物的有效性和潜在副作用，尽量减少阿片类药物的使用，因为它们可能会导致胃肠道功能恢复延迟、呼吸抑制、恶心和呕吐等问题。主管护士应给予患者一天两次的疼痛评估，医生根据患者疼痛的性质、强度、部位及时用药，定期评估和调整治疗方案。术后应定期评估患者的疼痛级别和药物反应，根据需要调整镇痛策略，确保疼痛得到有效控制，同时最小化副作用。

（十）呼吸训练及肢体功能锻炼管理

1.目的及意义

食管癌患者进行呼吸训练和肢体功能锻炼对于提高他们的生活质量和辅助治疗效果至关重要。呼吸训练可以提高肺功能，增加肺活量，从而减轻呼吸困难，尤其在术后或化疗期间。围手术期加强呼吸训练，有助于食管癌患者术后预防肺部感染，加快围手术期康复。

2.具体方案

1）呼吸训练

指导正确腹式呼吸。患者保持舒适体位，可以在坐姿或卧姿下进行。一手放在腹部，另一手放在胸腔，用鼻缓慢吸气，尽量将腹部挺出，腹部的手有向上抬的感觉，胸部尽量保持不动，呼气时噘起嘴唇，缓慢吐气，腹部收缩，腹部有下降的感觉。每天练习8~10组，每天2~3次，每次时间保持在20~30分钟。这种呼吸方式有助于增强膈肌的功能，改善呼吸效率。

2）肢体功能锻炼

（1）渐进性肌肉锻炼。建议术后第一天进行下床渐进性活动，双手扶墙训练，开始时使用轻微的阻力和短时间的训练，逐渐增加阻力和练习时间，以防止术后切口粘连。

（2）日常活动训练。日常活动训练可以提高肌肉力量和耐力、改善血液循环、促进术后恢复、增强心血管系统的功能，如可以在病房进行适量扩胸动作、抬高双臂摸对侧耳朵等动作，以增加肌肉力量和耐力。

上肢肌肉训练方法：①手臂弯举。双手分别握紧哑铃，掌心向前。在吸气时弯曲手肘，将哑铃举至胸前，在呼气时缓慢放下。每组进行10~15次，共进行2组。②手臂平举。双手持哑铃，平放在身体两侧。在吸气后呼气，同时平举双臂至肩膀高度，然后吸气并缓慢放下。每组10~15次，共2组。可根据自身情况逐渐增加哑铃重量，也可使用弹力带。

下肢肌肉训练方法：①踮脚尖。站在稳固的椅子后方，踮起脚尖并保持平衡，在呼气时保持片刻，在吸气时放下。随着熟练度的提高，可以尝试单腿练习。每组10~15次，共2组。②坐姿大腿伸展。坐在椅子上，背部紧靠椅背，在吸气后呼气，一条腿尽量伸直，膝盖保持稳定，然后在吸气时放下。左右腿各做一组，每组10~15次，共2组，可根据情况在脚踝上增加重量。

在锻炼时应根据自身条件进行，避免过度运动。在身体不适时应停止锻炼，并在专业康复师指导下进行四肢力量训练。

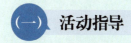

三、　出院宣教

出院当天由主管医生和责任护士对患者实施宣教，并评估患者掌握情况。

（一）活动指导

（1）术后需要休养一段时间，根据体力可适量活动，2~3周可逐渐恢复正常的生活，推荐练八段锦、打太极拳等。

（2）视个体的情况恢复工作，避免重体力劳动，避免外伤。

（3）术后半年内坚持患侧肢体功能锻炼，每天坚持患侧肢体上肢的上举、外展、旋转锻炼，以避免肩关节粘连。

（4）出院后需进行深呼吸、腹式呼吸训练。

（二）饮食与生活指导

（1）食管癌手术的患者，饮食规律，不可暴饮暴食，忌浓茶、咖啡及辛辣油腻食物，术后根据医嘱进食，常规3~8天进流质饮食，如各种汤类、果汁等（由于手术方式不同，必须遵医嘱）；术后10天左右可进半流质饮食（如软烂面条等）过渡；术后21天开始进普食，可进食馒头，至少坚持6个月，以防止吻合口狭窄，吃馒头期间勿饮水，确实吞咽困难的患者，可少量饮水。进食要掌握少量多餐的原则，不宜过饱，进食后勿平躺和弯腰，睡前2~3小时不进食，避免食物反流。不宜进食富含膳食纤维的食物。

（2）关于营养品。目前尚无科学的证据证明虫草、灵芝等对肿瘤有明确的效果，但也无绝对的禁忌。

（3）严格戒烟及避免吸二手烟，以免引发一系列肺部感染及其他问题。

（4）食管癌手术患者睡眠时采用斜坡卧位休息，有条件可自行购买升降折叠床或梯形靠枕。

（5）在出院后，仍需要做好个人防护，避免呼吸道疾病。如果发生以下情况：胸闷、气促、气紧明显；咳大量黄色黏痰或咯血；发热（体温＞38.5摄氏度），切口化脓、渗液多，疼痛加剧；其他持续不适的症状，应立即前往医院就医。

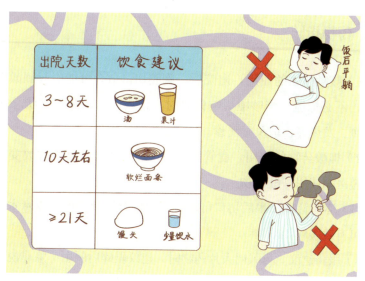

饮食与生活指导

（三）切口指导

（1）保持切口敷料清洁干燥，在切口完全愈合之前请勿淋浴。

（2）请勿抓挠切口或在切口处涂抹滑石粉、面霜、油膏等。

（3）关注切口情况。引流管口常有少量分泌物，属于正常现象，如发现下列情况请及时就医：体温大于38摄氏度，切口变软有较多渗液，切口周围红肿，切口疼痛加重。

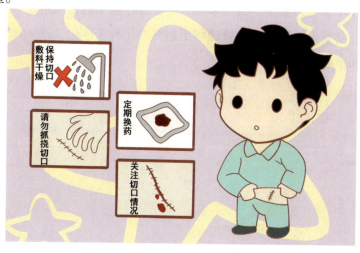

切口指导

(四) 药物指导

（1）咳嗽药物的使用。出院后，胸腔切口愈合可能引起刺激性干嗽，属正常反应，不必惊慌。当咳嗽影响休息时，请遵医嘱用药。症状恶化，如出现脓痰、咯血、发热等，请及时复诊。

（2）抑酸药物的使用。食管癌术后反酸可能与食管生理改变有关，症状严重时，遵医嘱使用抑酸药物。

（3）疼痛管理。术后切口可能长时间伴有针刺样疼痛或麻木，遵医嘱服用镇痛药可有效缓解。

（4）服药建议。当服用大片药物时，建议碾碎后服用（除非说明书禁止）。

(五) 后续治疗指导

应坚持定期随访，具体随访时间见第六章"二、食管癌术后随访与监测"。

食管癌围手术期的护理是一项复杂且全面的任务，它要求医护团队具备深厚的知识和娴熟的技能，以及家属精心、耐心的照顾。通过精确的术前准备、严格的术后管理等，可以显著降低患者术后并发症发生的风险，从而提升其术后的生存率和生活质量。展望未来，随着医疗技术的持续进步和护理实践水平的提升，食管癌的围手术期管理将更趋精细化和个体化，进一步优化患者的治疗效果和预后。

第六章

食管癌的康复与随访

一、 食管癌围手术期加速康复

（一） 围手术期加速康复的重要性

食管癌是一种侵袭性较强的恶性肿瘤，手术治疗通常是首选的治疗手段。然而，手术本身是一项复杂而具有挑战性的过程，患者术后可能面临一系列并发症和健康问题。因此，食管癌围手术期康复在加快康复过程、减少并发症、提高生活质量和延长生存期中扮演着至关重要的角色。通过科学合理的康复计划，特别是加速术后康复（ERAS）理念的实施，可以有效减少术后并发症，缩短康复时间，帮助患者早日重返正常生活。

（二） 围手术期加速康复的核心要素有哪些

近年来，加速术后康复理念已经越来越广泛地运用于各类手术中。针对食管癌手术患者，加速术后康复措施包括术前、术中和术后各阶段的干预措施。

1.术前准备

（1）营养支持。术前良好的营养状态有助于增强患者的免疫功能，减少术后并发症的发生。对于营养不良的患者，术前进行肠内或肠外营养支持是非常必要的。

（2）心理支持。术前进行心理支持能够缓解患者的紧张和恐慌情绪，增强患者对手术的信心，减少术后焦虑和抑郁的发生。

（3）戒烟戒酒。吸烟和饮酒会增加术后并发症发生的风险，术前戒烟戒酒2周以上可显著降低术后肺部并发症的发生率。

2.术中管理

（1）微创手术。尽量采用微创手术（如胸腔镜、腹腔镜），减少术中创伤和出血，有助于术后快速恢复。

（2）控制体温。术中保持患者体温稳定，防止低体温，有助于减少术后感染和并发症的发生。

（3）液体管理。合理控制术中输液量，避免液体过量导致术后水肿和心肺功能负担加重。

3.术后康复

（1）营养支持。传统观点认为术后应禁食数天，但近年来的研究表明，术后早期（通常术后7天）开始少量饮水和进食无渣流质饮食可促进肠道功能的恢复。术中安置鼻空肠营养管，术后尽早提供肠内营养可以促进肠道功能的恢复，从而减少吻合口瘘和感染的风险。

（2）呼吸功能锻炼。早期呼吸功能锻炼，如深呼吸、使用呼吸训练器，有助于预防肺部并发症，特别是肺炎和肺不张。

（3）早期下床活动。鼓励患者术后早期下床活动，早期下床活动可以减少静脉血栓形成、肺部感染和肠道功能障碍的风险，有助于促进全身恢复。

（4）疼痛管理。良好的疼痛控制不仅可以提高患者的舒适度，还能促进早期活动。常用的疼痛管理方法包括肋间神经阻滞、使用镇痛泵、口服镇痛药和术后硬膜外麻醉等。

（5）心理支持。术后心理支持对于康复过程至关重要，尤其是对于经历了复杂手术的患者，定期的心理辅导和关怀可以帮助他们战胜焦虑和抑郁，提高康复积极性。

（6）长期随访与健康管理。术后康复不应仅限于住院期间，出院后的长期随访与健康管理同样重要。定期体检和影像学检查能够早期发现食管癌术后复发和转移，同时需要持续的营养支持和心理支持，确保患者长期健康（详见食管癌术后随访与监测部分）。

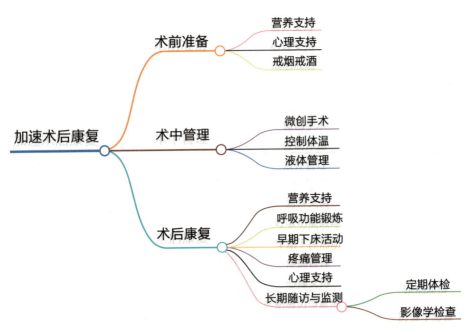

加速术后康复外科各阶段干预措施

二、 食管癌术后随访与监测

食管癌患者并非接受手术就一劳永逸，应当留意出院前主管医生和责任护士交代的随访与复查注意事项。对于肿瘤患者来说，术后随访的主要目的是监测患者的生存状态，尽早发现可能的复发或并发症，从而及时干预，最终提高患者的生存率与生活质量。此外，随访数据对于医学的不断完善和发展至关重要，每一位患者及家属都应该认识其重要性并予以积极配合。

那么，食管癌患者术后应该如何随访监测呢？

随访监测的原则在于平衡生存获益与风险（包括成本）。值得注意的是，虽然大多数食管癌的复发（约90%）发生在局部治疗完成后的两年内，但有时在局部治疗5年后才会出现复发。

1.食管癌术后随访与监测的重要性

接受食管癌切除术的患者通常在术后1个月进行第一次复查，患者应注意携带出院证和病理报告，以便门诊医生能够迅速了解患者的入院情况、治疗经过和术后最终病理分期，目的是评估手术恢复情况、监测并发症及指导患者随访和进一步治疗，具体包括日常体力活动情况、切口愈合情况、疼痛情况、进食状况，以及消化道反流、梗阻症状等。

2.食管癌术后随访时间的规划

在随访时间方面，通常来讲，术后前两年每3个月进行一次检查，第3~5年每6个月进行一次检查，5年之后，每年进行一次检查。

如果需要术后辅助治疗，则可以在手术恢复良好的情况下于术后1个月开始进行。

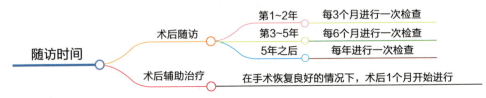

术后随访
　　第1~2年　　每3个月进行一次检查
　　第3~5年　　每6个月进行一次检查
　　5年之后　　每年进行一次检查
随访时间
术后辅助治疗　　在手术恢复良好的情况下，术后1个月开始进行

食管癌术后随访时间建议

3.食管癌术后应该复查的项目

食管癌术后的复查项目包括血常规、血生化、影像学检查及内镜检查等。其中，胸部和上腹部CT除非有禁忌证，否则应使用造影剂进行增强对比。如果有条件可以通过PET-CT进行全身检查。内镜检查可以直接观察食管内壁，但其属于有创操作。通过检测特定的肿瘤标志物，可以早期预测复发风险，但目前在食管癌方面尚无良好的肿瘤标志物。

随访的时间与项目应考虑患者的肿瘤分期、接受治疗的方式及患者身体条件是否能耐受针对复发的额外治疗，根据患者的具体情况，制订个体化的随访计划，提高随访的针对性和有效性。在未来，将会有更多人工智能和大数据技术的运用，以建立有效的术后复发风险评估模型，不断提高随访的精确性和效率，为患者提供便利。通过不断完善多学科团队协作模式，提供全方位的术后管理。

食管癌患者出院后症状管理

（一） 胃肠道相关症状管理

1.营养不良/吸收不良

　　食管癌切除术后需要定期监测患者的体重以确保稳定在正常范围内，在通常情况下，在术后6个月，患者的体重会逐渐减轻。因此，应该监测患者的营养状况，尤其是在术后6个月。监测项目包括维生素B、叶酸、维生素D和钙水平。必要时应将患者转诊至营养科门诊进行个体化咨询，评估并解决导致营养不良的医疗或社会心理因素。

2.胃排空延迟

　　胃排空延迟指胃内容食物因胃动力不足而不能按正常速度排入十二指肠的情况，好比"货物堵在仓库出不去"，常表现为餐后腹胀、恶心、呕吐等症状。对于食管癌术后患者，倡导其少食多餐（每天5小餐），尽量减少进食高脂肪和高膳食纤维食物。此外，当患者出现难治性症状时考虑转诊至消化内科。

3.倾倒综合征

倾倒综合征指胃部分切除术或胃肠吻合术后，由于胃容量减少或胃内容物快速进入小肠引起的一系列症状，常表现为腹胀、腹泻、心悸、低血糖等症状，犹如"高速公路上的货车失控导致货物倾泻"。对于食管癌术后患者，鼓励其少食多餐（每天5小餐），适当增加高蛋白和高膳食纤维食物的摄入，减少简单碳水化合物或浓缩甜食的摄入。此外，避免在进餐时饮用液体。

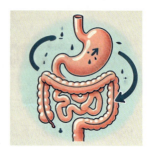

倾倒综合征

4.反流

反流指胃或十二指肠内容物（包括胃酸、胆汁等）反流入食管，常见表现为烧心、反酸、胸痛等，就像"逆行的车辆"。食管癌术后患者应注意避免进食后平躺，建议睡前3小时内禁食；在床上使用泡沫楔形（三角形）枕头，保持头部垫高15~20厘米，避免夜间完全俯卧睡姿。经过以上生活指导仍不能改善者，可考虑使用质子泵抑制剂，有一定的缓解效果。

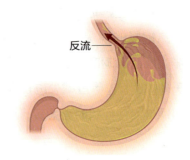

反流——

5.吞咽困难

吞咽困难患者请至胸外科专科门诊评估吻合口狭窄情况，通常需要完善内镜和X线钡餐检查，评估狭窄程度、管状胃运动状况及在必要时进行活检，明确是食管癌术后吻合口良性瘢痕狭窄还是吻合口复发。

（二）其他症状管理

（1）监测正在接受抗高血压治疗的患者，因为此类患者在食管癌切除术后6个月内体重减轻后，高血压会得到改善。

（2）监测葡萄糖不耐受患者，因为此类患者在食管癌切除术后6个月内体重减轻后，高血糖症状会得到改善。

（3）辅助放疗引起的心脏毒性，请至心脏内科专科门诊就诊。

（4）化疗引起的神经病变，请至疼痛科评估诊疗。

（三）术后生活方式建议

终身保持健康体重指数，在条件允许的情况下，养成积极锻炼身体的生活方式，避免缺乏运动。建议患者每周至少5天进行30分钟中等强度的体力活动。根据治疗后遗症（如神经病变）调整体育锻炼量。摄入健康饮食，以植物性食物为主，并根据治疗后遗症（如倾倒综合征、反流、胃排空延迟等）进行必要的调整。嘱患者戒烟戒酒。

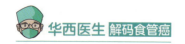
四、食管癌术后并发症的处理

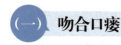

（一）吻合口瘘

食管癌术后可能出现多种并发症，其中严重且常见的并发症之一就是吻合口瘘。吻合口瘘会导致患者住院时间延长，治疗费用增加，术后死亡率也会显著上升。食管癌术后吻合口瘘发生率因患者个体差异、替代器官血管条件及术者经验等因素的不同而有所差异。

1.病因

影响吻合口瘘发生的因素包括患者的全身状态、营养状况、肿瘤的位置与大小、手术技术及术后护理等。其中，高龄、糖尿病、营养不良、低蛋白血症等因素会增加吻合口瘘发生的风险。食管上段吻合口瘘的发生率相对较高，因为此区域的血供相对较差，为术后愈合增加了困难。

食管的内表面覆盖复层鳞状上皮，胃黏膜的内表面覆盖的是单层柱状上皮，前者强调保护和耐磨损，后者则强调分泌和防止自身消化，二者的组织学结构特征有所不同。这为两种组织间的愈合增加了难度，而吻合口瘘的发生通常是由胃食管吻合部位愈合不良导致术后吻合口处的缝合线或缝合部位破裂，从而使消化道内容物（包括食物残渣和胃液等）通过破裂口漏入胸腔、纵隔或腹腔，就像"新修水管漏水"。在此种情况下，局部组织炎症反应增强，导致局部感染、脓肿形成，甚至引发纵隔炎、胸膜炎和败血症。

吻合口愈合过程涉及炎症反应、纤维化及新生血管形成。若愈合过程受到影响，如局部血供不足、感染或缝合技术不当，均可能导致吻合口瘘的发生。手术中的局部牵拉、张力过大及术后血供受限等因素也可干扰愈合过程，加大吻合口瘘发生的风险。

2.临床表现

吻合口瘘的临床表现多样，取决于瘘的大小、位置及漏出的内容物量。典型的临床表现包括：①发热。发热是最常见的早期症状，通常为持续性或间歇性发热，体温一般在38摄氏度以上。②胸痛。由于消化道内容物漏入胸腔或纵隔，患者会出现胸部剧烈疼痛，常伴有切口红肿热痛。③呼吸困难。消化道内容物漏入胸腔或纵隔，可能压迫肺组织，导致呼吸困难，严重时可出现急性

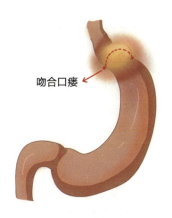

吻合口瘘 →

食管癌吻合口瘘示意图

呼吸窘迫综合征。④感染征象。患者可能会出现局部或全身感染的症状，如寒战、白细胞计数升高、C反应蛋白增高等；部分患者可能出现吞咽困难、恶心、呕吐或呕血等消化道症状。⑤若瘘口内容物漏入胸腔或皮下组织，可能出现皮下气肿，表现为皮肤下的气泡感。

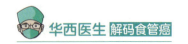

3.辅助检查

吻合口瘘的诊断依赖于临床表现、辅助检查（如影像学检查及实验室检查）。

吻合口瘘常用的辅助检查如下。

（1）CT检查。胸腹部CT检查是诊断吻合口瘘的主要手段，具有高敏感性和特异性。CT可显示局部气体、积聚的液体，脓肿或感染灶。

（2）上消化道造影。口服水溶性造影剂（如碘海醇）后进行X线或CT检查，以检测造影剂是否从吻合口漏出。

（3）内镜检查。在怀疑吻合口瘘的情况下，内镜检查可以直接观察吻合口的愈合情况，并有助于定位瘘口。

（4）白细胞计数、C反应蛋白及降钙素原等指标的异常可提示感染的存在。

4.治疗

吻合口瘘的治疗应根据瘘的大小、漏出内容物的量及全身状况等因素综合决定。治疗策略包括保守治疗、介入治疗及手术治疗。

对于瘘口较小、漏出量少且无明显感染的患者，可采取禁食、肠外营养支持、广谱抗生素治疗等保守治疗。通过控制胃肠道液体分泌量、降低吻合口张力，促使瘘口自愈。使用质子泵抑制剂抑制胃酸分泌，也是保守治疗的一种方法。

对于保守治疗无效的患者，可考虑使用内镜下放置支架封堵瘘口，或通过内镜下负压引流系统促进瘘口愈合。支架置入可以临时封堵瘘口，减少漏出物进入胸腔的可能性，但长期放置可能导致并发症，如支架移位、阻塞等。

当瘘口较大或伴有严重感染、脓肿等并发症时，需考虑行手术干预。手术方式包括再次吻合、瘘口修补或部分胃肠切除。

对于合并脓肿的患者，可进行脓肿引流。

无论采取何种治疗方式，控制感染和加强营养支持都是关键。应根据细菌培养结果选用敏感抗生素，同时给予患者充分的能量和蛋白质支持，以促进瘘口愈合。

(二)　食管气管瘘

食管气管瘘是食管癌术后少见但严重的并发症。

1.病因

食管气管瘘的发生主要与手术创伤、肿瘤侵犯和放疗相关。术中如果误伤气管或支气管壁，或术后吻合口愈合不良，均可能导致食管与气管或支气管之间形成异常通道。此外，放疗引起的组织纤维化和血供减少也会增加食管气管瘘的发生风险。在食管气管瘘形成后，食物和胃内容物可通过瘘口进入呼吸道，导致反复的吸入性肺炎、支气管炎和肺脓肿。长期不愈合的瘘口还会导致患者营养不良和全身衰竭，显著降低患者的生活质量。

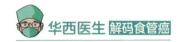

2.临床表现

患者常表现为进食时呛咳、咳出食物残渣、反复肺部感染、呼吸困难、胸痛等症状。由于食物和胃液通过瘘口进入气道，患者容易发生严重的呼吸道感染和窒息。

3.辅助检查

（1）胸部CT。胸部CT是诊断食管气管瘘的首选影像学方法，可显示瘘口的大小和位置，并评估伴随的肺部感染。

（2）内镜检查。内镜检查可以直接观察气管和消化道内的异常通道，是确诊食管气管瘘的重要手段。

（3）上消化道造影。使用水溶性造影剂进行上消化道造影，可以观察造影剂是否进入气管，从而确定瘘口位置。

4.治疗

对于瘘口小和全身情况较好的患者可采取保守治疗，包括禁食、肠外营养支持、广谱抗生素治疗及吸痰和呼吸道管理。此外，还可以通过内镜下放置支架封堵瘘口，或应用内镜下负压引流系统促进瘘口愈合。

对于严重或难治性瘘口，可能需要手术修补瘘口或进行部分食管和气管的切除与重建。

吻合口狭窄

吻合口狭窄是食管癌术后较常见的并发症。

1.病因

　　吻合口狭窄发生率与吻合口的部位、术后愈合情况、术中技术等因素有关。吻合口狭窄主要由术后愈合过程中的过度纤维化导致。术中吻合张力过大、局部缺血或感染可促进瘢痕形成。此外，术后放疗和胃酸反流也可能促进瘢痕增生和狭窄形成。狭窄的吻合口会阻碍食物通过，导致食管梗阻，患者可能出现吞咽困难和进食受限。长期狭窄会引起营养不良和体重减轻，影响患者的生活质量。

2.临床表现

　　主要症状为进行性吞咽困难，起初表现为固体食物难以下咽，逐渐发展为液体食物也难以下咽。严重者可能无法进食，导致营养不良、体重下降和乏力。

3.辅助检查

　　（1）内镜检查。内镜检查可以直接观察吻合口的狭窄情况，是诊断的主要方法。

　　（2）口服水溶性造影剂。通过口服水溶性造影剂，可以评估狭窄的程度和长度。

　　（3）食管测压。食管测压可用于评估食管的动力学功能，排除其他动力障碍性疾病。

4.治疗

通过内镜下气囊扩张或扩张器进行机械扩张是治疗吻合口狭窄的主要方法。扩张通常需要多次进行。对于顽固性狭窄，可考虑在内镜下置入金属或塑料支架，以维持食管通畅。对于严重或反复发作的狭窄，可能需要手术切除狭窄段并重新吻合。术后早期监测和行预防性内镜检查，有助于早期发现和处理轻度狭窄，减少严重狭窄的发生。

（四） 喉返神经麻痹

喉返神经麻痹是食管癌术后较为严重的并发症。

1.病因

在食管手术过程中，尤其是胸段食管癌手术时，由于喉返神经紧邻食管及喉返神经淋巴结清扫的必要性，喉返神经容易在手术操作中受到牵拉、压迫或损伤。此外，术后瘢痕形成也可能压迫或与喉返神经粘连，导致其功能障碍。

2.临床表现

喉返神经支配着声带的运动功能，其损伤会导致声带麻痹，出现声音嘶哑、吞咽困难、呛咳和呼吸困难等症状，声音嘶哑是最常见的症状，通常在术后即刻出现，可能持续数周至数月。若双侧喉返神经受到损伤，声带闭合会发生障碍，严重者可引起呼吸道梗阻。

3.辅助检查

（1）喉镜检查。喉镜检查可以判断是否存在声带麻痹，该检查能够直接观察声带的活动情况。

（2）分析声音情况。对声音的频率、强度和质量进行分析，有助于评估声带功能障碍的程度。

（3）电刺激。通过喉返神经的电刺激反应，评估神经传导功能和肌肉反应，有助于判断神经损伤的程度。

4.治疗

轻度或单侧喉返神经麻痹在术后可能逐渐恢复，因此可以采取观察和随访的方法，随访时间通常为6个月。对于严重或长期不愈的声带麻痹，可考虑通过手术，如声带内注射、声带内移术或神经再植术改善声音功能。对于双侧喉返神经麻痹导致的呼吸困难，需要行气管切开术以确保患者呼吸通畅。

五、食管癌术后复发的处理

食管癌术后复发对患者的生活质量和预后有显著影响。复发可以发生在术后数月或数年内，复发的部位、类型及患者的整体健康状况会影响治疗策略的选择。根据复发的部位和特征，食管癌术后复发可分为以下几类，包括局部吻合口复发、区域淋巴结复发和远处转移。

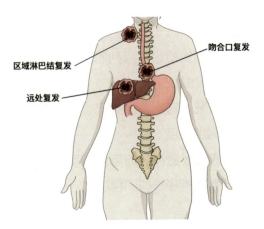

食管癌术后复发模式示意图

图中标注：
区域淋巴结复发
吻合口复发
远处复发

（一）局部吻合口复发

局部吻合口复发通常表现为吞咽困难。随着复发肿瘤的生长，食管腔逐渐狭窄，患者会感到吞咽固体食物越来越困难，甚至进食液体时也有障碍。吞咽困难的进展通常是逐渐的，但在某些情况下，可能突然加重，突然加重提示吻合口局部肿瘤生长较快。患者可能会出现食物滞留的感觉，并可能伴有呕吐或反酸。复发肿瘤的生长不仅会导致食管机械性狭窄，还可能侵及周围组织，导致局部疼痛。疼痛多位于胸骨后或上腹部，并可能放射至背部或肩部。疼痛通常在进食后加重，夜间症状尤为明显，严重时会严重影响患者的睡眠质量。疼痛的性质可能为钝痛、锐痛或间歇性剧烈疼痛，疼痛的发作常与进食量和食物性质有关。此外，患者可能会在吞咽时感到不适感，如喉咙紧缩或刺痛，这种不适感可能伴随有食物通过时的疼痛。

对于局部吻合口复发且无远处转移的患者，手术切除仍然是主要的治疗手段。手术的目的是彻底切除复发病灶，并确保足够的切缘以减少再次复发的风险。术前应进行CT、MRI或内镜等详细的影像学检查，以评估肿瘤的局部侵犯范围及其与周围组织的关系。

对于不适合手术的患者，放疗是另一种有效的局部治疗选择。放疗在控制局部肿瘤生长、缓解症状方面发挥着重要的作用。放射剂量的精确度可以通过现代放疗技术如立体定向放疗提高，以减少对周围正常组织的损伤。放疗的剂量和照射范围需根据肿瘤的大小、位置及患者的整体状况进行个体化调整。放疗可能会带来一些副作用，如皮肤反应、食管炎和吞咽困难加重，需要在治疗过程中密切监测和处理。

对于晚期食管癌或身体状况较差、无法接受手术或放疗的患者，姑息治疗如内镜下支架置入、激光消融或电切术等可以缓解狭窄症状，提高患者的生活质量。内镜下支架置入可以有效解决吞咽困难的问题，支架通常可以长期维持食管通畅，但也可能带来新的并发症，如支架移位、阻塞等。激光消融和电切术则可以通过消除肿瘤组织，暂时恢复食管通畅，但效果通常较短暂，需反复操作。姑息治疗还包括疼痛管理和营养支持，以提高患者的舒适度和生活质量。

（二） 区域淋巴结复发

区域淋巴结复发常表现为局部淋巴结的进行性肿大，可能伴随压迫症状。具体表现取决于受累淋巴结的位置。若颈部或锁骨上淋巴结受累，可能出现颈部肿块或锁骨上区的压痛；若纵隔或气管旁淋巴结受累，可能引起呼吸困难、声音嘶哑或气管受压症状。对于无法触及的深部淋巴结复发，患者通常没有明显症状，往往在影像学检查时才被发现。

手术切除是治疗孤立性区域淋巴结复发的主要方法。手术方案的选择需要考虑肿瘤的部位肿瘤与周围重要结构的关系及复发病灶的可切除性。术前应进行详细的影像学检查，如CT或MRI，以确定淋巴结的具体位置和大小。术后需进行辅助治疗以巩固疗效。

放疗在区域淋巴结复发的管理中占据重要地位，特别是对于无法手术的患者。放疗可以控制肿瘤的局部生长，减轻压迫症状。放疗的剂量和范围需要精确规划，以避免损伤周围正常组织。放疗前后的影像学评估至关重要，因为它关系到疗效监测和后续治疗策略的制订。放疗可能会带来皮肤反应、食管炎和吞咽困难等副作用，需在治疗过程中密切监测和处理。

在区域淋巴结复发伴有其他远处转移的情况下，全身治疗如化疗或靶向治疗往往是必要的。化疗的选择通常基于患者的既往治疗史、复发病灶的敏感性及全身状况。靶向治疗则适用于具有特定基因突变或表达的患者，如HER2阳性患者可能从抗HER2治疗中获益。全身治疗的目标是延缓病情进展、控制肿瘤负荷，同时最大限度地延长患者的生存期。

（三）远处转移

1.常见转移部位及临床症状

（1）肝转移。肝转移是食管癌远处转移的常见部位之一。肝转移的症状包括肝功能异常、上腹痛、乏力及消瘦等。在影像学检查中，肝转移病灶通常表现为低密度或增强扫描时的低强化结节。肝脏生物标志物如甲胎蛋白（AFP）、癌胚抗原（CEA）等可能升高，但其特异性较低。患者可能会感到右上腹胀满，伴有食欲下降、恶心或黄疸等症状。

（2）肺转移。肺转移表现为咳嗽、咯血、呼吸困难等，常在胸部影像学检查中发现多发或孤立的结节性病灶。肺转移的发生通常提示病情进展到了晚期和预后较差。肺转移的生长速度和对周围组织的侵袭性决定了患者的症状和治疗策略。肺转移可能会引发持续性咳嗽、胸痛、呼吸困难等症状。

（3）骨转移。骨转移常表现为持续性骨痛，可能影响患者的日常活动。疼痛的性质可以是钝痛、刺痛或剧烈疼痛，通常在夜间加重，影响睡眠质量。骨转移可能导致病理性骨折，尤其是在脊柱、骨盆和长骨的部位。骨折可能引起剧烈疼痛、活动受限及神经压迫症状，如下肢无力或麻木。此外，骨转移可能导致脊髓或周围神经的压迫，引发肢体无力、麻木、疼痛及运动障碍等。

2.远处转移的主要治疗方案

化疗仍然是远处转移患者的主要治疗手段，尤其是在多发转移或难以行手术治疗的情况下。化疗方案的选择取决于患者的既往治疗经历、肿瘤的生物学特性及全身状况。常用的化疗药物包括铂类、紫杉类、氟尿嘧啶等，化疗目标是尽可能地延长无进展生存期和总体生存期。化疗的副作用管理非常重要，需要针对性处理以维持患者的治疗依从性。

近年来，免疫治疗，特别是免疫检查点抑制剂的应用，为食管癌治疗带来了新的希望。其中，以PD-1为靶点的单克隆抗体在多种癌症中均显示出显著疗效。针对食管鳞癌和腺癌的多项临床试验结果显示，PD-1抑制剂在PD-L1高表达患者中显著延长了总体生存期，已成一线或二线治疗的重要选择。目前，已有多种PD-1抑制剂被批准用于晚期或既往接受过化疗的食管癌患者，在改善生存率方面展现出良好效果。为了进一步提高疗效，研究者也在积极探索将免疫检查点抑制剂与化疗、放疗或靶向治疗等手段联合使用。尽管免疫治疗在食管癌治疗中取得了显著进展，但仍面临诸多挑战：首先，疗效不均，并非所有患者都对免疫治疗有反应；其次，在应答患者中存在耐药性的发展；最后，免疫治疗可能引起免疫相关不良反应。因此，如何优化免疫治疗的联合应用、确定最佳的生物标志物及克服耐药性，是未来研究亟待解决的问题。

对于病情进展迅速或不适合积极治疗的患者，姑息治疗至关重要。姑息治疗包括疼痛管理、放疗（缓解骨痛或压迫症状）及支持性护理（如营养支持和心理疏导）等。姑息治疗的目标是提高患者的生活质量，减轻症状负担，并在疾病的终末期提供人道主义关怀。疼痛管理可能包括使用非甾体抗炎药、阿片类药物及局部麻醉药。

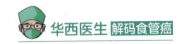
　　除此之外，针对骨转移的药物（如骨吸收抑制剂）可以帮助控制骨转移的进展，并减轻骨痛。常用的药物包括二膦酸盐和NF-κB受体激活蛋白配体（RANKL）抑制剂，这些药物可以有效减少骨转移相关的骨吸收和骨质破坏。

第七章

常见问题解答

问题一 **何为随访？随访的意义？**

随访是指食管癌患者在接受治疗后，医生根据个体病情制定的定期跟踪观察的计划。通过随访，医生能够对患者的健康状况进行持续的监测，包括症状变化、恢复情况及任何潜在的并发症。随访主要通过病史问诊、身体检查及必要的辅助检查评估病情的控制情况和治疗的效果。

定期随访对患者和医生都有不可或缺的重要性，具体意义包括以下几项。

（1）早期发现复发或转移。食管癌复发率较高，尤其在治疗后的前几年，定期随访能帮助医生早期发现患者复发或转移的迹象，及时采取进一步的治疗措施，从而提高治愈机会。

（2）评估治疗效果，及时调整方案。在随访过程中，医生能够根据患者的病情变化评估既往治疗的效果，并根据需要调整后续治疗方案，以提高治疗的针对性和有效性。

（3）康复指导与支持。随访是医生为患者提供康复期个体化建议的机会，包括饮食、运动等方面。这些指导能够帮助患者更好地适应康复阶段，提高生活质量并减少复发风险。

（4）心理支持与关怀。随访不仅是医学监测，还是情感支持的重要途径。患者在随访中可以与医生直接交流，缓解对疾病复发的担忧，增强对康复的信心，减轻心理负担。

（5）预防与处理并发症。随访能及时发现由于治疗或疾病带来的并发症，如吞咽困难、体重减轻或其他消化道问题。医生可以通过早期干预，减轻并发症对患者生活的影响。

（6）便于总结经验，推动医学进步。通过随访，医生能够系统地收集患者的治疗反应、复发风险和康复进展等临床数据。对这些数据进行整理和分析，可以帮助医生不断改进和完善治疗方案，使治疗方案更加科学、个体化。这不仅提升了未来患者的治疗效果，还为食管癌的临床研究提供了宝贵的经验和数据支持，推动该领域的医学发展。

问题二 食管癌术后还需要继续治疗吗？

食管癌术后是否需要继续治疗及选择哪种治疗方式，取决于患者的病情，治疗计划往往是个体化的。在一般情况下，术后可能需要进行以下几种治疗以降低复发或转移的风险。

（1）化疗。对于晚期或复发风险高的患者，术后化疗常被推荐。化疗有助于消灭可能残留的癌细胞，降低复发的风险。

（2）放疗。如果手术切除范围不完全，或肿瘤位置复杂，术后放疗可以用来清除局部残留的癌细胞，进一步减少复发的可能性。

（3）靶向治疗或免疫治疗。对于某些特定类型的食管癌（如HER2阳性或PD-L1高表达的食管癌），术后可能会推荐靶向治疗或免疫治疗，以进一步提高治疗效果。

（4）营养支持与康复训练。食管癌患者术后往往面临营养吸收问题。因此，术后需要进行营养支持，同时结合康复训练，帮助患者逐渐恢复体力和生活质量。

问题三 食管癌患者术后饮食应该注意什么？

食管癌患者术后饮食需要特别注意，通常术后5～7天医生会根据患者的恢复情况拔除胃肠减压管。术后遵医嘱进食，常规3~8天可逐步过渡到进食少量流质饮食，如米汤、果汁等。术后10天左右，若患者恢复良好，可以逐渐转为半流质饮食。在正常情况下，患者术后10～12天即可出院。出院后，饮食需逐步过渡，开始可以进食软食，但必须细嚼慢咽，并保持少量多餐的进食方式，避免给消化系统带来过多负担。术后3周左右，患者通常可以进食固体软食，并且避免咀嚼

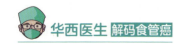

时间过长，通过食物扩张，可以减少吻合口狭窄的发生。

优先选择高蛋白、易消化的食物，如瘦肉、鸡蛋、豆类、鱼类等，以促进切口愈合和身体恢复。饮食应清淡且均衡，避免油腻、刺激性食物，防止过度刺激食管和胃。

问题四 食管癌患者术后常见的症状有哪些？

食管癌患者术后常见的症状主要与手术对食管和胃的影响有关，这些症状大多属于正常的术后反应，通常会随着时间逐渐改善。如果症状加重或持续时间过长，建议及时联系医生。以下是一些常见的症状。

（1）疲劳和虚弱。在术后恢复过程中，患者通常会感到精力不足，容易疲倦，需要较多的休息。

（2）胃食管反流。由于手术改变了食管和胃的结构，患者容易出现胃食管反流，表现为反酸、胸骨后烧灼感等，在进食后或躺下时胃食管反流加重。

（3）吞咽困难。术后患者可能会暂时感到吞咽困难，尤其是吃固体食物时。随着病情恢复，吞咽困难通常会逐渐缓解。

（4）食欲减退。术后患者常有食欲减退的情况，这通常是胃肠功能尚未完全恢复所致。

（5）腹胀和打嗝。患者术后因胃肠道功能减弱，可能会感到腹胀，且容易出现打嗝，尤其在进食后更为明显。

（6）便秘。由于术后活动减少或镇痛药的使用，便秘是患者常见的症状，应增加膳食纤维的摄入和适当活动，有助于缓解。

（7）轻微发热。术后几天内患者可能出现轻微发热，但若发热超过38摄氏度或持续时间过长，应考虑感染的可能性，须及时就医。

（8）轻微疼痛或不适。手术切口部位可能有轻微疼痛或不适，通常可通过镇痛药缓解。

问题五　食管癌患者出现声音嘶哑是何原因？

随着食管癌病程进展，肿瘤体积的扩增可能逐步对喉返神经形成压迫。喉返神经作为声带运动的关键调控神经，其受压状态将直接导致患者声音嘶哑。此外，食管癌存在淋巴结转移的风险，尤其当肿瘤侵入颈部淋巴结并引发局部组织肿大时，将进一步加剧对喉返神经的压迫，进而加重声音嘶哑的症状。在食管癌患者的手术治疗过程中，若瘤体体积庞大或手术操作复杂度高，则可能不慎损伤周围的神经，包括喉返神经，此亦可能成为术后声音嘶哑的潜在原因。

如果未经治疗出现声音嘶哑，提示肿瘤进展，须及时到医院就诊进行治疗。如果术后出现声音嘶哑，则为常见的术后并发症，根据严重程度进行治疗。

问题六　食管癌患者术后发现淋巴结转移或肿瘤已进展到晚期如何处理？

在探讨食管癌治疗策略时，病理报告无疑扮演着至关重要的角色。当报告提示淋巴结转移或肿瘤已至较晚期，这不仅是患者病情严重的一个信号，更是治疗方案需要调整与强化的明确指示。这一阶段的治疗不再局限于手术，而需要多学科协作，尤其是内科治疗的深度介入。

作为食管癌最常见的转移途径，淋巴结转移不仅预示着癌细胞已在体内扩散，还极大地影响了患者的预后。纵隔、上腹部、颈部，这些区域因有丰富的淋巴网络而成为淋巴结转移的"热门站点"。纵隔淋巴结的受累往往意味着肿瘤已突破食管壁向周围组织浸润；上腹部和颈部淋巴结转移则进一步提示了病情的广泛性和复杂性。面对这样的病理结果，患者通常需要在术后一个月左右启动化疗或免疫治疗方案。化疗通过化学药物杀灭或抑制癌细胞的生长，是防止病情复发和转移的重要手段；免疫治疗则通过激发患者自身的免疫系统来识别并清除癌细胞，为治疗提供了新的视角和可能性。两者各有千秋，具体选择需根据患者的具体情况和医生的评估来决定。

此外，在食管癌的晚期阶段，癌细胞可能借助血液循环这条"高速公路"，"肆意"地在全身范围内播散。肝脏、肺、骨骼、头部……这些看似与食管无直接关联的部位，却常常成为癌细胞的新据点。这种全身转移不仅增加了治疗的难度，也极大地降低了患者的生活质量。对于这类晚期患者而言，全身化疗成了不可或缺的治疗手段。通过静脉给药的方式，化疗药物能够遍布全身，对癌细胞进行广泛的打击。虽然在化疗过程中可能会伴随一系列副作用，如恶心、呕吐、脱发等，但其对于延长患者生存期、提高患者生活质量的作用是无可替代的。

问题七 食管癌患者的疼痛该如何处理？

对于未经手术治疗的食管癌患者而言，若其背部疼痛主要是由原发病灶引起，这往往是一个强烈的信号，预示着肿瘤已发展至晚期，甚至可能已经发生了骨转移。这一阶段的疼痛，不仅仅是身体上的折磨，更是对患者心理的巨大考验。骨转移性疼痛，由于其位置的特殊性及病情的严重性，往往呈现出持续性、加剧性的特点，严重影响患者的生活质量。

在术后，切口疼痛是较为常见的一种现象。这种疼痛虽不及肿瘤晚期引起的那般剧烈，却也不容忽视。

为了更准确地评估患者的疼痛程度，医生常常会采用疼痛视觉模拟评分（VAS）系统，其中0分代表无痛状态，而10分则象征着难以忍受的剧烈疼痛。应当鼓励患者如实反映自己的疼痛感受，既不应该因为担心给医生带来麻烦而默默忍受，也不应过分夸大疼痛程度，以免误导治疗决策。对于轻度至中度的疼痛，非甾体抗炎药是首选的治疗药物。这类药物通过抑制体内的炎症反应，从而有效缓解疼痛症状，且副作用相对较小。然而，当疼痛程度升级至重度时，阿片类药物便成了必要的治疗药物。阿片类药物以其强大的镇痛作用而闻名，然后其也伴随着一系列的副作用，如恶心、呕吐、头晕、多汗等。这些副作用不仅可能加重患者的身体负担，还可能影响其心理状态，进而影响治疗效果。

疼痛不仅是肿瘤本身的一种症状，更是影响患者生活质量的关键因素之一。

有效的疼痛管理不仅可以缓解患者的身体痛苦，还可以提升其心理状态，增强其对治疗的信心和配合度。

问题八 食管癌患者术后发现进食哽噎怎么办？

在食管癌手术过程中，为了彻底切除肿瘤并恢复消化道的连续性，医生往往需要进行消化道的重建，这包括胃与食管的吻合。然而，进行这一复杂的手术操作后，患者可能会面临一系列挑战，其中吻合口狭窄便是常见的并发症之一。吻合口狭窄的发生，往往意味着患者在进食时会感到不同程度的哽噎或吞咽困难。根据狭窄的严重程度，医生通常会将其分为几个等级，并据此制订个体化的治疗方案。对于轻度狭窄的患者，可能仅需要调整饮食结构，如增加流质饮食的摄入。当狭窄程度严重影响患者进食流质饮食时，内镜下扩张术便成了必要的治疗手段，通过内镜将特制的扩张器送入狭窄部位，逐步扩张狭窄段，以恢复消化道的通畅性。

除了吻合口狭窄外，食管癌术后另一个不容忽视的问题便是肿瘤复发，尤其是术后1年以上的患者，如果出现吞咽困难等类似症状，应高度警惕吻合口肿瘤复发的可能性。一旦确诊为吻合口肿瘤复发，患者需要立即接受进一步的治疗。治疗方案的选择应根据复发肿瘤的具体情况、患者的身体状况及治疗目标等多方面因素综合考虑。常见的治疗手段包括再次手术切除、放疗、化疗及靶向治疗等。对于大部分患者而言，综合治疗可能是实现最佳治疗效果的关键。

问题九 食管癌手术有几个切口？

食管癌手术可采用微创手术或开放手术两种方式。微创手术的切口通常位于颈部、胸部或腹部，其中颈部和上腹部的切口长度为5~10厘米，而其他部位的切口则较小，大约为2厘米。相比之下，开放手术的切口长度较长，为25~30厘米。

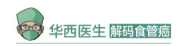

问题十　为什么用胃代食管？

胃代食管的手术方式已经经过了长时间的临床实践和不断地改进，其技术已经相对成熟和稳定。首先，在解剖位置上，胃与食管紧密相连，这种解剖关系使得手术操作变得更加方便和容易。其次，胃具有良好的血管供应系统，这有助于术后吻合口的愈合和恢复。再其次，胃具有良好的韧性和抗牵拉性，这使得医生可以将胃制作成较长的管状胃，用来替代原来较长的食管。最后，胃作为人体的主要消化器官，其替代食管后能够提供更有效的消化和吸收功能，从而减轻患者的消化负担，提高患者的生活质量。

问题十一　能不能用其他器官代食管？

可以用其他器官代替食管，常见的有结肠、空肠等，但在临床上首选的是胃，只有存在禁忌证时才会选择其他器官代替食管。相较于胃代食管，结肠和空肠代食管手术方式较复杂、术后吻合口瘘发生风险高。结肠代食管需要将结肠的一部分从腹部取出，通过胸腔连接到食管的残端，这个过程不仅技术要求高，而且术后并发症的风险也较大；空肠代食管同样面临类似的挑战。使用结肠或空肠代替食管，可能会影响消化道的正常功能，如吸收和排泄，从而给患者带来额外的健康问题。因此，尽管技术上可行，但在没有胃代食管的禁忌证情况下，医生通常会优先考虑使用胃作为食管的替代物。